名医图说健康系列·肛肠篇
总主编◎李春雨

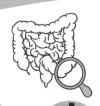

大肠癌
看这本就够了

主编◎李春雨　聂敏

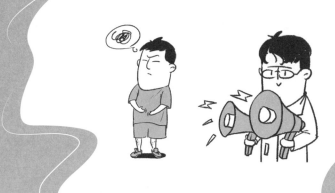

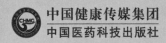
中国健康传媒集团
中国医药科技出版社

内 容 提 要

本书是一本集专业、科学、实用于一体的科普读物。作者结合多年临床经验，以通俗易懂的语言、生动趣味的漫画图解，分别从看清大肠癌那些事、来龙去脉搞清楚、明明白白做检查、快速诊断不耽误、贴心医生来支招和日常调养很重要六个方面讲解大肠癌，从而揭示大肠癌的奥秘，达到"未病早防，已病早治"的目的，让广大读者一看就懂、一学就会、一用就灵。本书适合大肠癌患者及家属，以及关心自己和家人健康的人群阅读，希望本书能够成为大肠癌患者的好帮手。

图书在版编目（CIP）数据

大肠癌看这本就够了 / 李春雨，聂敏主编 . —北京：中国医药科技出版社，2023.9
（名医图说健康系列 . 肛肠篇）
ISBN 978-7-5214-4046-1

Ⅰ . ①大… Ⅱ . ①李… ②聂… Ⅲ . ①大肠癌－防治－图解 Ⅳ . ① R735.3-64

中国国家版本馆 CIP 数据核字（2023）第 133899 号

美术编辑　陈君杞
版式设计　也　在

出版　**中国健康传媒集团** | 中国医药科技出版社
地址　北京市海淀区文慧园北路甲 22 号
邮编　100082
电话　发行：010-62227427　邮购：010-62236938
网址　www.cmstp.com
规格　710×1000mm $\frac{1}{16}$
印张　11 $\frac{3}{4}$
字数　152 千字
版次　2023 年 9 月第 1 版
印次　2023 年 9 月第 1 次印刷
印刷　三河市万龙印装有限公司
经销　全国各地新华书店
书号　ISBN 978-7-5214-4046-1
定价　**48.00 元**

获取新书信息、投稿、为图书纠错，请扫码联系我们。

丛书专家指导委员会

（按姓氏笔画排序）

本书编委会

主　编　李春雨　聂　敏
副主编　赵　任　王贵英　朱玉萍　马　辉
编　者　（按姓氏笔画排序）

马　辉（广西医科大学第一附属医院）

王　靖（中国医科大学附属第四医院）

王中林（温州医科大学附属第二医院）

王若谷（山东第一医科大学第三附属医院）

王贵英（河北医科大学第二医院）

冯　岩（辽宁中医药大学附属第三医院）

朱玉萍（浙江省肿瘤医院）

刘　勇（浙江省肿瘤医院）

孙　锋（广州中医药大学第一附属医院）

孙学军（西安交通大学第一附属医院）

李汉文（沈阳医学院附属二四二医院）

李春雨（中国医科大学附属第四医院）

李增军（山东省肿瘤医院）

肖志刚（湖南省人民医院）

佟伟华（吉林大学第一医院）

张　宏（中国医科大学附属盛京医院）

张　凯（吉林大学白求恩第二医院）

张　波（空军军医大学西京医院）

张　森（广西医科大学第一附属医院）

张　睿（辽宁省肿瘤医院）

张敬东（辽宁省肿瘤医院）

陈　超（武汉市第八医院）

陈洪生（哈尔滨医科大学附属第四医院）

陈继贵（武汉市第八医院）

郑建勇（空军军医大学西京医院）

赵　任（上海交通大学同济医学院附属瑞金医院）

姜可伟（北京大学人民医院）

袁　鹏（中国医科大学附属第四医院）

聂　敏（辽宁中医药大学附属第三医院）

徐　朔（中国医科大学附属盛京医院）

桑海泉（中国医科大学附属第四医院）

黄　彬（陆军特色医学中心）

曹　阳（华中科技大学同济医学院附属协和医院）

崔晓拂（松原市中心医院）

蔡　建（深圳市第二人民医院）

前　言

　　随着医学模式的改变，医生不仅要做好救治疾病的本职工作，更重要的是承担起健康教育的社会责任。每当我看到铺天盖地的所谓"祖传秘方""随治随走"小广告时，便莫名地感到心痛。作为一名医生，最开心的事情莫过于患者抢救成功，痊愈出院；作为一名编者，最开心的事情莫过于看到出版的书籍读者爱不释手。好医生不只是一把手术刀、一捧小药片，更应该主动在科学知识普及方面为公众做实事，用真正的科普知识取代那些虚假宣传。通过普及疾病防治常识，帮助公众了解更多的健康科普知识，从根本上解除肛肠患者的后顾之忧。因此，受中国医药科技出版社之委托，由李春雨教授领衔主编，特组织中国医师协会肛肠医师分会科普专业委员会委员、中国医师协会医学科普分会肛肠专业委员会委员及国内从事结直肠肛门外科领域造诣颇深的专家们共同编写了《名医图说健康系列·肛肠篇》。

　　本丛书是作者根据多年的临床经验，并参阅大量科普文献的集体智慧结晶而编成的，包括《痔疮看这本就够了》《便秘看这本就够了》《结肠炎看这本就够了》《大肠癌看这本就够了》4个分册。

　　本丛书从科普角度出发，结合作者多年的临床经验，以通俗易懂的语言、生动趣味的漫画图解，向读者讲清楚痔疮、便秘、结肠炎及大肠癌等方面的来龙去脉、防治知识及日常调养，为读者解答肛肠疾病相关的健康困惑。全书兼顾科学性、专业性、知识性、趣味性，以达到"未病早防，已病早治"的目的，使广大读者一看就懂、一学就会、一用就灵。丛书适合肛肠病患者及其家属，以及关心自己和家人健康的人群阅读，希望本丛书能够成为肛肠患者的好帮手。

感谢中国医科大学校长王振宁教授，中华医学会科学普及分会前任主任委员、首都医科大学附属朝阳医院副院长郭树彬教授，中国医师协会肛肠医师分会会长、全军肛肠外科研究所所长高春芳教授，中国医师协会医学科普分会会长、中国医学科学院肿瘤医院胰胃外科病区主任田艳涛教授，以及中国医师协会肛肠医师分会候任会长、中国人民解放军火箭军特色医学中心肛肠外科主任赵克教授的关心与支持。感谢所有编委在繁忙的医疗工作之余编撰书稿及中国医药科技出版社的鼎力相助。同时，书中参考了一些其他著者的文献、医案及医方，在此深表谢意！

由于水平所限，书中难免存在不足之处，敬请读者不吝指正。

2023 年 4 月

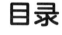

目录

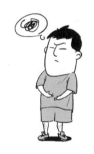

开 篇

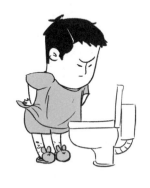

第一章

看清大肠癌那些事

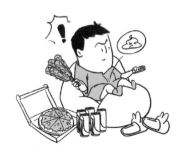

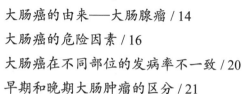

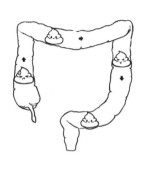

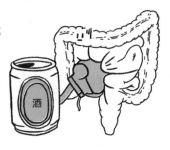

第二章

来龙去脉搞清楚

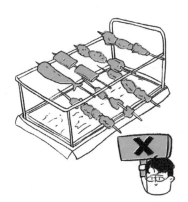

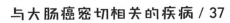

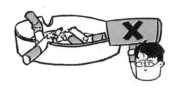

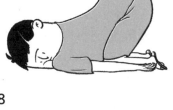

第三章

明明白白做检查

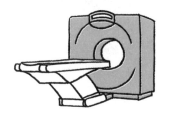

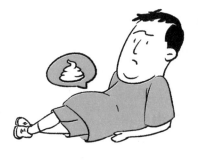

第四章

快速诊断不耽误

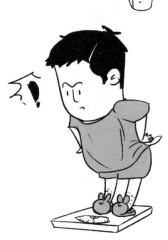

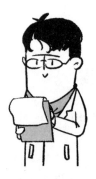

第五章

贴心医生来支招

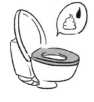
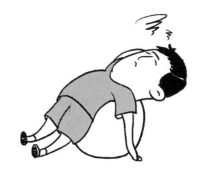
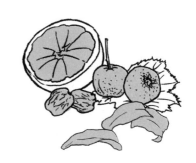

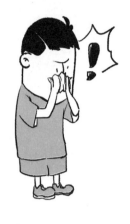

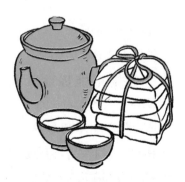

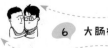

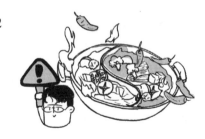

第六章

日常调养很重要

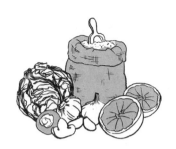

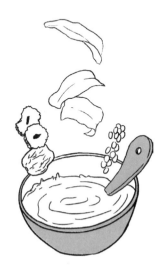

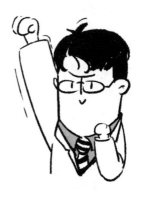

开篇

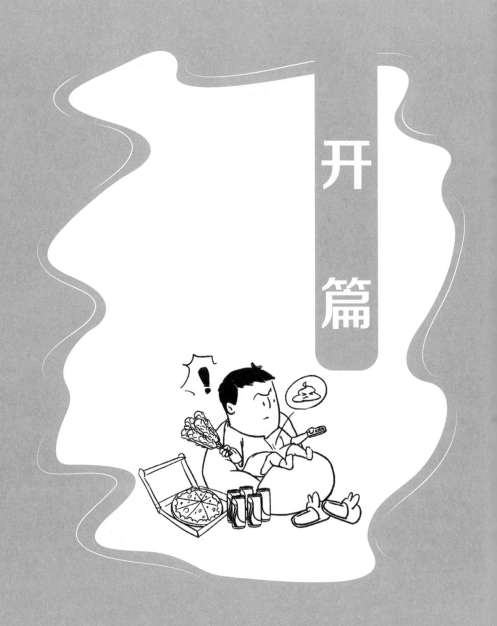

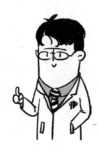

大肠癌自测表

如有以下表现应警惕大肠癌的可能。

① 原因不明的贫血、乏力、体重减轻、食欲减退或发热。

② 出现便血或黏液血便。

③ 排便习惯或粪便形状发生改变，如腹泻、便秘或腹泻与便秘交替，或呈便频、排便不尽感，或进行性排便困难、粪便变细等。

④ 腹部隐痛、不适，或间歇性腹胀，排气后减轻。

⑤ 可扪及腹部肿块，包块多比较坚硬。

⑥ 转移到其他脏腑引起的不适，如转移到肝脏引起黄疸，转移到肺部引起呼吸困难，转移到骨引起疼痛等。

所以，如果患者出现贫血、消瘦、大便潜血阳性以及上述其余症状时，需做进一步检查。

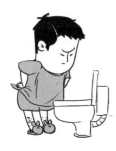

三分治，七分养

　　大肠癌是指大肠黏膜上皮在环境或遗传等多种致癌因素作用下发生的恶性病变，预后不良，死亡率较高，是我国常见的恶性肿瘤之一。结肠癌、直肠癌和肛管癌临床统称为大肠癌，为胃肠道最常见的恶性肿瘤。早期发现、早期诊断、早期治疗以及开展规范化的手术治疗仍是提高大肠癌疗效的关键。

　　得了大肠癌及时治疗固然十分重要，但是康复保健是临床治疗后的必要延续，更多时间是"养"，亦即综合康复治疗。综合治疗包括心理康复治疗和生理康复治疗。对大肠癌患者而言，综合康复治疗具体实施包括下列几方面：正确认识疾病，保持乐观心态；平衡饮食，控制体重；适度锻炼，提高体质；合理用药，安全有效；坚持复查，定期随访。

三分治
七分养

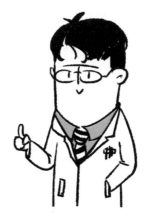

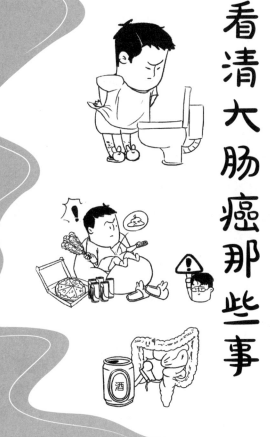

第一章

看清大肠癌那些事

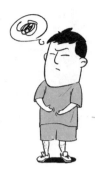

重新认识大肠

大肠里的那些事

大肠是消化管的下段，起自盲肠，终于肛门，全长约1.5米，包括盲肠、阑尾、结肠、直肠和肛管。大肠管径较大，肠壁较薄，除了阑尾、直肠和肛管外，在盲肠和结肠中具有3种区别于小肠的特征性结构，即结肠带、结肠袋和肠脂垂。结肠带是由肠壁的纵行肌肉增厚形成的，共有3条，由于肠壁的纵行肌肉是与肠管的纵轴平行的，因此结肠带也是沿肠管的纵轴分布的。此外，结肠带还与阑尾的根部相连。由于结肠带比肠管短，使得肠管形成许多囊状膨出，这些膨出由横沟隔开，如同一个个充气的袋子，故称为结肠袋。当结肠袋被钡剂充盈时，其X线图像即呈现出边缘整齐的串珠状阴影。而肠脂垂则是结肠带两侧的指状小突起，由浆膜包裹着脂肪组织形成。

◆ 盲肠 ◆

盲肠是大肠的起始部，呈囊袋状，下端为膨大的盲端，上端的左侧有回肠末端的开口，称为回盲口。此口上、下缘的黏膜皱襞如同嘴唇样凸入盲肠，称为回盲瓣，具有控制和防止小肠内容物过快流入大肠的作用，有利于食物在小肠内得到充分的消化和吸收。除此之外，它还如同一个只进不出的阀门，能够有效防止大肠内容物反流入小肠。

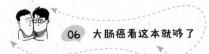

◆ 结肠 ◆

结肠在右髂窝内与盲肠相连，末端与直肠相连，呈"门"字形围绕在腹腔的周围。根据其走向可以细分为升结肠、横结肠、降结肠和乙状结肠四个部分。升结肠是盲肠向上的延续，向上抵达肝右下方，之后转折向左移行为横结肠，这个转折处被称为结肠右曲，又称结肠肝曲。横结肠开始于结肠右曲，向左横行，然后转折向下移行为降结肠，这个转折处被称为结肠左曲，由于位于脾脏前方，又称为结肠脾曲。降结肠开始于结肠左曲，沿腹后壁左侧向下到达左髂嵴，之后移行为乙状结肠。乙状结肠从左髂嵴水平开始，沿着左髂窝转入盆腔内，呈"S"形弯曲，在第3骶椎平面延续为直肠。

◆ 直肠 ◆

直肠上端于第3骶椎处连乙状结肠，沿骶骨与尾骨的前面下行，穿过盆膈移行为肛管。全长12~15厘米不等，以腹膜返折为界，分为上段直肠和下段直肠。在外科临床工作中，也会将直肠分为上、中、下段直肠：齿状线上5厘米、10厘米、15厘米，分别称为下段直肠、中段直肠、上段直肠。肛管上连直肠，下终止于肛门，长约1.5~2厘米，为肛门括约肌所包绕，具有控制排便的功能。

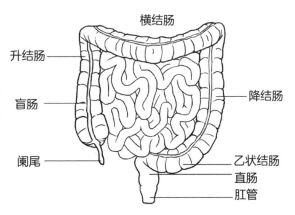

大肠的功能

大肠的功能主要是吸收水分、葡萄糖和无机盐，形成、贮存和排泄粪便。一般的水钠吸收主要是在升结肠完成，而降结肠和乙状结肠虽然也吸收水分，但其主要的作用还是贮存和排泄粪便。结肠可以通过有规律的收缩蠕动，将粪便推向远端。

结肠除了贮存排泄粪便，吸收水、钠、电解质等，还会分泌大肠液。大肠液是由大肠黏膜表面的柱状上皮细胞分泌的，富含黏液和磷酸氢盐，pH 为 8.3~8.4，大肠液发挥作用的关键在于其中的黏液蛋白。大肠液除了能够像润滑油一样润滑肠道促进大便的排泄外，还能够附着在肠壁上保护肠壁，防止肠道内细菌的污染，并减轻食物的机械性损伤。

肠道内的细菌也并非一无是处，结肠内的某些细菌除了可以抑制部分病原菌，还能够利用肠内的物质合成维生素 K、维生素 B 等，为人所用。

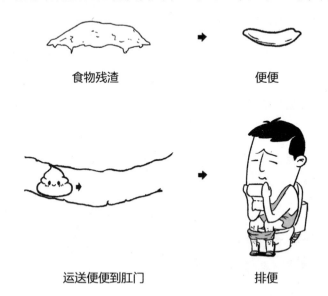

食物残渣　　　　　　　　　便便

运送便便到肛门　　　　　　排便

　　大肠的运动少而慢，对刺激的反应也较为迟钝，对于大肠作为粪便的暂时贮存所而言是适合的。大肠的运动形式包括袋状往返运动、蠕动和分节或多袋推进运动。食物在小肠经过消化吸收形成食物残渣后进入大肠，在大肠内停留的时间较长，一般在十小时以上。在这一过程中，食物残渣中的一部分水分被大肠黏膜吸收，同时经过大肠内细菌的发酵和腐败作用，食物残渣形成了粪便。粪便中除了食物残渣外，还包括脱落的肠上皮细胞和大量的细菌。此外，机体代谢后的废物，包括肝脏排出的胆色素衍生物、由血液通过肠壁排至肠腔中的某些重金属离子，也随粪便排出体外。

　　正常人的直肠通常是空的，不会有粪便存留。当结肠的蠕动将粪便推入直肠时，便会刺激直肠壁内的感受器，感受器会产生并传递神经冲动，把直肠内有粪便的信息传给大脑中的初级排便中枢和大脑皮层，从而引起便意和排便反射。正常人的直肠对粪便的压力刺激具有一定的阈值，即只有在粪便的量达到一定程度后才会刺激感受器产生神经冲动，并最终引起便意和排便反射。当然人也并非一有便意就会做出排便动作，这是因为排便动作是受意识控制的。但是如果人们经常对便意予以制止，渐渐地就会使直肠粪便的压力刺激失去正常的敏感性，再加上粪便在大肠内停留时间过久，会因为水分吸收过多而变得干硬，从而引起排便困难，这也是出现便秘的最常见的原因之一。

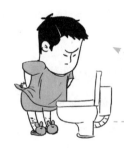

解读大肠癌

可怕的"癌"

"癌"这个字在日常生活中被大家视为洪水猛兽，是一个可怕的存在。那么"癌"到底是什么呢？在日常生活中，人们将"癌"或"癌症"等词语笼统地理解为肿瘤。但实际上，肿瘤按照良恶性可以分为良性肿瘤和恶性肿瘤。其中，起源于上皮组织的恶性肿瘤在医学上被称为"癌"。比如起源于消化道上皮组织的恶性肿瘤有很多种，包括食管癌、胃癌、结肠癌及直肠癌等。起源于间叶组织的恶性肿瘤在医学上则被称为"肉瘤"，比如脂肪肉瘤、骨肉瘤及软骨肉瘤等。人们所说的"癌症"并非规范的医学术语，而是一种比较通俗的说法，用以指代所有的恶性肿瘤。

这样认识大肠癌

经过上述描述，已经初步明确了癌的概念，也大致了解了大肠的组成。到这里就不难理解大肠癌的概念了。大肠癌，顾名思义，就是发生在大肠的癌。一般情况下，大肠癌多指结肠癌和直肠癌，盲肠癌其实可以被划分为右半结肠癌。其中，结肠癌分为右半结肠癌和左半结肠癌，虽然同样属于结肠癌，但是可以认为它们是两个不同的

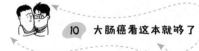

"癌"。在接下来的篇幅中将继续向大家介绍相关内容。

结肠"两半"不一样

右半结肠与左半结肠

结肠的两个半边在许多方面都存在着不同，使得结肠的右半边和左半边仿佛是两个不同的器官一样。

① **胚胎发育阶段的起源不同**　右半结肠起源于胚胎的中原肠，而左半结肠则起源于胚胎的后原肠。

② **血液来源与走向有所不同**　右半结肠的血液供应来自于肠系膜上动脉，静脉血主要经过肠系膜上静脉回流进入右半肝；而左半结肠的血液供应来自于肠系膜下动脉，其静脉血则经过肠系膜下静脉回流入脾静脉，经过门静脉的左支流入左半肝。

③ **在形态与功能方面也有所差异**　右半结肠的肠腔相对较大，其内容物多呈液态或半液态，含较多水分。右半结肠会将消化物中的大部分剩余水分进行吸收。左半结肠肠腔则相对狭窄，因大量水分被吸收，肠腔内容物呈半固态，逐渐成型，相对干硬。

右半结肠癌与左半结肠癌

① **发病率**　左半结肠癌要比右半结肠癌更为常见。不过据研究报道，左半结肠癌的发病趋势近些年来是下降的，而右半结肠癌的发病

趋势则在上升。右半结肠癌在女性患者中更为多见，左半结肠癌则在男性患者中更为常见，可以将其简单概括为"男左女右"。

❷ **患者年龄** 与左半结肠癌患者相比，右半结肠癌患者的年龄相对更大。

❸ **病理学** 与左半结肠癌相比，右半结肠癌患者中未分化癌、印戒细胞癌等恶性程度较高的癌所占比例更高。从分化程度上看，与左半结肠癌相比，右半结肠癌中的低分化癌所占比例更高。而肿瘤分化程度越低意味着恶性程度越高。

❹ **肿瘤分期** 与左半结肠癌患者相比，右半结肠癌患者分期较晚的比例更高。

❺ **临床表现** 右半结肠癌患者相对来讲更容易表现为便血、腹痛以及肿瘤相关症状。其中，肿瘤相关症状包括体重下降、贫血以及乏力等。左半结肠癌患者则相对容易表现为便秘、肠梗阻或穿孔等。与右半结肠癌相比，左半结肠癌相对更容易被较早发现，并较早地被诊断，从而入院接受治疗。这其中一个重要原因在于左半结肠癌的症状相对来讲更为明显，更容易引起人们的注意。正是因为这个原因，右半结肠癌患者接受手术时，肿瘤标本相对来讲会更大。此外，左半结肠癌的转移比较容易发生在肝或肺，而右半结肠癌的转移发生在其他部位的可能性更高。值得一提的是，结肠癌如果发生肝转移的情况，那么左半结肠癌更多的发生在左半肝，而右半结肠癌则更可能发生在右半肝。这可能与二者的血液回流路线有关，在前面的内容中有提到过。

❻ **疾病预后** 对于晚期结肠癌来讲，右半结肠癌患者的生存期低于左半结肠癌患者，不过在早期结肠癌中，两者的差异不大，甚至右半结肠癌患者的预后反而会更好一些。有回顾性研究报道，从左半结

肠癌到右半结肠癌，总生存期越来越短。在转移性结肠癌患者中，与左半结肠癌患者相比，右半结肠癌患者的生存期会更短，预后更差。

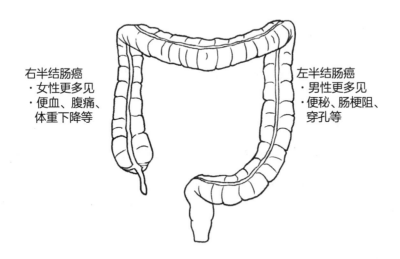

右半结肠癌
·女性更多见
·便血、腹痛、
　体重下降等

左半结肠癌
·男性更多见
·便秘、肠梗阻、
　穿孔等

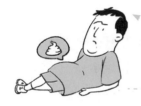

大肠癌背后的故事

大肠癌的由来——大肠腺瘤

大肠癌是常见的恶性肿瘤，包括结肠癌和直肠癌。近年来结肠癌的发病呈上升趋势，且有结肠癌多于直肠癌的趋势。大约 70% 的结肠癌是由腺瘤性息肉演变而来，从形态学上可以见到增生、腺瘤及癌变的各阶段以及相应的染色体改变；但也有约 30% 的癌不经腺瘤演变直接以癌巢的形式出现。结肠癌的发生发展是一个多步骤、多阶段以及多基因参与的细胞遗传性疾病。

从腺瘤到癌的演变过程约经历 10~15 年，在此癌变过程中，会出现一些遗传突变，包括癌基因激活（KRAS、MYC、EGFR）、抑癌基因失活（APC、DCC、P53）、错配修复基因突变（MLH1、MSH2、PMS1、PMS2）以及基因过度表达（PTGS2、CD44）。

腺瘤的病理分类

腺瘤是指肠黏膜中腺体的异常增生。腺瘤按形态学分类可以分为三种：隆起性腺瘤、扁平腺瘤以及凹陷型腺瘤。在组织学上，腺瘤可以分为管状腺瘤、绒毛状腺瘤以及混合型腺瘤。其中，管状腺瘤是大肠腺瘤中最常见的一种，绒毛状成分 <20%。绒毛状腺瘤又称乳头状腺瘤，绒毛状成分 >80%，是一种癌变倾向极大的腺瘤，被认为是癌前病变。绒毛状腺瘤发病率仅为管状腺瘤的 1/10，好发于直肠和乙状结肠，临床所见多为广基型。混合型腺瘤又称管状绒毛状腺瘤，是指绒毛状腺瘤成分所占比例在 20%~80% 之间的腺瘤。在组织学上兼具有管状腺瘤与绒毛状腺瘤的特征，并随这两种腺瘤成分比例的不同而有所不同，其恶变率介于管状腺瘤与绒毛状腺瘤之间。

◆ 腺瘤的临床表现 ◆

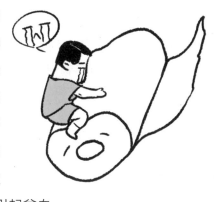

大多数大肠腺瘤并无任何自觉症状，而多在纤维结肠镜检查或者 X 线钡剂灌肠造影时无意发现。临床上最常见的症状为便血，根据腺瘤部位的不同，便血可呈鲜红色或暗红色，多数与粪便不混合，而是分布在粪便的表面，出血量一般不多。但当腺瘤位置较高，长期慢性少量出血时，可以引起贫血。

较大的带蒂腺瘤在结肠内可以引起肠套叠，导致腹部绞痛。如果带蒂腺瘤位于直肠内还有可能随排便脱出肛门外，甚至需要反复用手帮助其还纳。如果是多发性腺瘤或腺瘤较大时，还可以产生腹痛、便秘、腹泻等排便习惯改变的症状。

绒毛状腺瘤在临床上主要表现为大便次数增加、便血、排便不尽感和黏液便，这些症状可同时存在，或只有其中一个或两个，常需要与慢性肠炎和痢疾相鉴别。当绒毛状腺瘤体积较大时，可有较多黏液分泌，甚至可以导致黏液性腹泻，从而引起严重脱水、电解质紊乱和代谢性酸中毒。如不及时处理，可危及生命。部分位于直肠和乙状结肠的较大绒毛状腺瘤除了可在排便时经肛门脱出，还可引起肛门坠胀不适、里急后重、便秘和腹部疼痛等症状。

◆ 腺瘤的诊断 ◆

腺瘤的诊断一般通过直肠指检、纤维结肠镜检查或 X 线钡剂灌肠双重对比造影来完成。鉴于直肠和乙状结肠是腺瘤的好发部位（约有 2/3 以上的大肠腺瘤发生在这一范围内），而气钡双重对比造影对该范围内的病变往往是显示不清的，因此直肠指检和纤维结肠镜检是不可省略的必要诊断步骤。纤维结肠镜在定位上准确性较差，对发现在乙状结肠以下范围内的病变，可加做硬管乙状结肠镜检以对病变进行更好的定位。

◆ 腺瘤的治疗 ◆

大肠腺瘤一经发现，均应及时予以去除。具体的治疗方法应根据腺瘤的大小、部位、数目以及有无癌变的情况进行适当的选择。其中最简单有效，也是首选的方法就是经内镜摘除腺瘤。对于较大的腺瘤以及多发性腺瘤的处理，原则上宜选病变肠段的微创手术切除。

大肠癌的危险因素

大肠癌的危险因素包括：大肠癌家族史、低膳食纤维饮食、高脂高蛋白饮食、缺乏运动、精神心理问题、消化系统基础疾病以及饮酒。

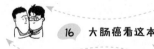

◆ 饮食 ◆

　　大肠癌发病率近些年逐年增加，与饮食西化、脂肪及蛋白质摄入增加等因素有关。所以说，预防大肠癌还是要从饮食上先入手。高脂高蛋白饮食是大肠癌的危险因素之一，需要引起大家的注意。因为动物性食物含有丰富的脂肪与蛋白质，所以食物中以动物性食物的致癌危险度最高。究其原因，主要是脂肪能刺激胆酸的释放，通过一系列的复杂反应，最终刺激大肠细胞的恶性增生，而且膳食中的蛋白质也能够对致癌物质的代谢产生影响。

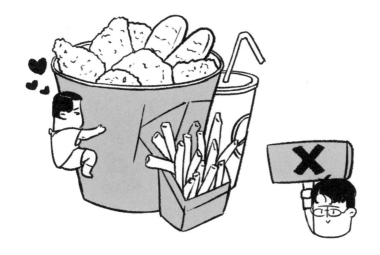

　　另外，低膳食纤维饮食是结肠癌在饮食方面的另一个危险因素。与此相对应，摄入膳食纤维是肠癌保护因素已经得到了科学证实。所以多吃富含膳食纤维的蔬菜水果好处多多，可以在一定程度上减少患大肠癌的风险。

健康饮食

用粗粮替代部分精粮；每天都要吃 500 克以上的非淀粉型蔬菜和水果；限制红肉摄入量；少吃高热量的快餐食品或油炸煎烤食品；少喝高糖饮料；尽量不要喝酒。

消化系统基础疾病

消化系统基础疾病也是大肠癌的危险因素之一，包括慢性腹泻、长期便秘、黏液血便、不明原因的便血、下腹部肿块以及腹部隐痛等。如果出现这些症状，应该考虑及时就医，做相应的检查和筛查，以及时诊断大肠癌和肠息肉，并采取相应的措施。

运动

体力活动与大肠癌患病风险也是相关的。总体力活动量越小，患大肠癌的风险越高，所以缺乏运动是大肠癌的危险因素之一。适度增加运动量，强身健体，对减少大肠癌的患病风险也是非常有意义的。

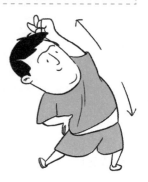

精神心理问题

另外，精神、心理问题也会增加癌症的发生率。现如今，生物—心理—社会医学模式已经取代了过去单一的生物医学模式。生物医学模式关注导致疾病的生物化学因素，而忽视社会、心理的维度，是一个简化的观点。但是人类生活在社会群体中，往往会受到社会心理因素的影响，产生心理应激，而长期的心理应激会导致各种疾病的发生，尤其其中的负性情绪对肿瘤的发生起着十分重要的作用。所以，调整好心理、情绪和心态也是现代社会人们预防癌症的"必修课"。

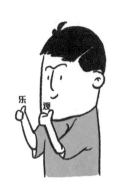

◆ 生活方式 ◆

最后，是关于饮酒、吸烟以及喝茶等生活方式。饮酒作为导致大肠癌的危险因素之一，是老生常谈的话题。饮酒在致癌上可以算"有百害而无一利"，因此大家又有了一条拒绝饮酒的理由。有研究表明，吸烟是大肠癌的高危因素，而且吸烟开始年龄越小、烟龄越长，发生大肠癌的危险程度越高。另外，性别、年龄、高血压、糖尿病、饮用

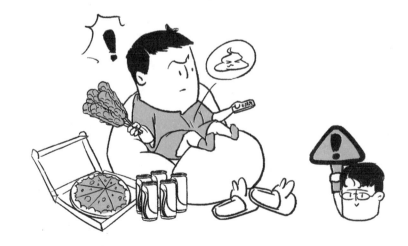

咖啡、饮食次数频繁及服用非甾体药物可能对大肠癌的发生有影响，但还需要更深入、更全面的分析。研究发现，经常饮用绿茶可能会对大肠癌有预防作用，因此绿茶或许可以作为一种有效的化学预防剂，但这个理论还需要根据饮茶持续时间长短和饮茶量的多少提供更精确的风险评估和验证。

大肠癌在不同部位的发病率不一致

　　大肠主要是一个处理"垃圾"的场所，主要功能是传输大便及吸收大便中的部分水分。同时，大便中存在着很多的细菌（肠道菌群）及毒素，而这些物质的存在是大肠癌发生的一个主要因素。大便在肠腔内停留的时间，一定程度上影响着大肠癌的发生。那么，大便在大肠中停留的时间是怎样的呢？

　　大便在大肠中停留时间的长短与大便的形态性状及总体传输力有关。从传输途径上来看，大便从盲肠到直肠，从形状上来看，由稀糊状逐渐变为了成形的软便。传输力方面，大肠由于蠕动产生的传输力量（假设为 F）在各个部位几乎大小一致，但由于人是直立行走的动物，需要额外考虑到直立行走时重力（假设为 G）的原因。因此，大便在升结肠的时候，需要克服重力的因素（总传输力为 F-G）；而在横结肠时，重力因素对其传输影响不大（总传输力为 F）；在降结肠时，重力有助于传输（总传输力为 F+G）；乙状结肠的特殊之处在于，乙状结肠的特殊结构能起到暂时储存大便的作用，因此大便在乙状结肠停留的时间应是最长的。总的来看，大便在大肠中停留的时间长短关系为：乙状结肠＞升结肠＞横结肠＞降结肠。

　　综上，虽然升结肠、横结肠、降结肠、乙状结肠及直肠同为大肠，但是对于不同部位的大肠，大便在肠腔内停留的时间不同，其恶性肿瘤的发生率也是不相同的。在我国，直肠癌的发病率最高，其次是乙状结肠癌、盲肠癌、升结肠癌、降结肠癌及横结肠癌。

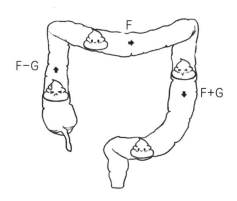

早期和晚期大肠肿瘤的区分

　　恶性肿瘤的分期是对其疾病阶段的评估，对于判断疾病的轻重程度有着重要的参考价值。同时，准确的分期有助于医生针对不同患者采取不同的治疗方案。

　　说到肿瘤分期，就不得不说一下正常大肠肠壁的结构。对大肠肠壁结构的了解，将有助于更好地理解大肠癌分期。正常大肠壁是由多层组织构成的，自内向外共包括四层结构，依次为黏膜层、黏膜下层、肌层及浆膜层。大肠癌细胞起源于直接接触食物的最内层，即黏膜层。在黏膜的下一层是黏膜下层，由结缔组织组成。黏膜下层包含了黏液腺、血管、淋巴管以及神经等组织结构。黏膜下层的外侧含有肠管肌肉，称之为固有肌层。在固有肌层外面为最外部的第四层，叫浆膜层

（或外膜层）。

当大肠癌处于萌芽状态，即最早期时，癌细胞仅局限于黏膜层。若此时发现，则可通过内镜或微创外科治疗的方式对其进行根治性切除。但若没有及时发现，恶性肿瘤细胞就会随着时间的进展，侵犯更深处的大肠肠壁结构，甚至穿透全部肠壁，侵犯邻近的器官或结构（如小肠、胰腺、脾脏、输尿管、膀胱、子宫等）。在大肠癌发展的任何阶段，癌细胞均有可能从肿瘤组织上脱落，通过淋巴和 / 或血液系统到达附近的淋巴结及远处器官（如肝脏、肺、骨、脑等，其中以肝脏转移及肺转移最为常见），从而发生大肠癌淋巴结转移及远处器官转移。

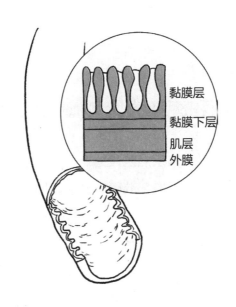

黏膜层
黏膜下层
肌层
外膜

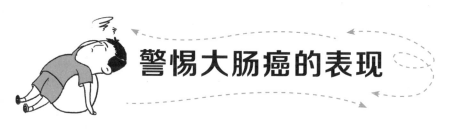

警惕大肠癌的表现

　　超过 80% 的大肠癌在早期没有明显症状，如果不做肠镜检查，是很难被发现的。甚至有些患者已经是进展期了，仍然没有典型症状。所以如果生活中察觉到异常症状，特别是出现以下症状时，常提示大肠癌可能来临，一定要提高警惕，及时去医院就诊！

经常查看粪便是否带血

　　便血是大肠癌最早和最常见的表现，出血部位不同、出血量不同、出血速度不同，便血的颜色就会不同。粪便出现了鲜红色，或者是暗红色，或者是黑色，都是便血。其实，便血不是一种疾病，而是很多疾病都可能出现的一种临床症状。大部分的便血都预示着大肠发生了病变！俗话说：十人九痔。说起便血，很多人都会想到痔疮，其实便血也可能提示消化道存在其他方面的疾患，甚至可能是肠道恶性肿瘤的信号。90% 以上的直肠癌病例在初期会被误诊为痔疮，耽误了最佳治疗时期！既然直肠癌误诊为痔疮后果严重，那为啥还有这么多人会被误诊了呢？这其中有一部分是患者的自我误诊，也有

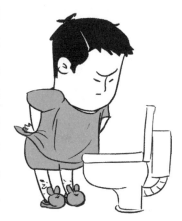

部分是医务人员的臆测，但最主要的原因在于直肠癌与痔疮的临床表现有诸多相似之处，如便血、大便次数增多等，导致直肠癌初期容易被误诊为痔疮。

排便习惯是否有所改变

排便习惯改变具体包括排便次数改变和大便性状改变，以及出现其他反常现象。排便次数改变常见大便次数或者是便意增多，从原来每天大便1次，变成每天3~4

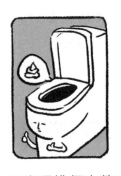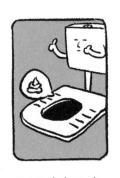

次。但当有肠道梗阻的时候，可出现排便次数减少，几天才有1次。特别是直肠癌患者，大便习惯会明显改变，大便的次数会增多，而痔疮并不会有排便习惯的改变。此外，腹泻患者如果用药后腹泻仍不能减轻，也应该特别留意。通常，患者总有排不净的感觉。这是由于直肠肿块及其癌肿溃疡产生的分泌物可刺激肠道，导致患者出现便意频繁、排便不尽感、里急后重等症状，排出物多是黏液脓血状物。大便性状改变可表现为大便条形变细或成扁平状，可出现大便变稀、经常不成形、大便越来越细、大便带血和黏液等情况。除了以上临床表现，还可出现其他的一些改变，比如有排便困难的感觉，或腹泻、便秘交替出现的现象，或者持续出现黏液便、脓血便等。

是否有腹部隐隐作痛或可触及腹部包块

大肠癌会使部分患者出现腹部位置不固定的阵发性胀痛、隐痛，伴有明显的肠鸣音等。这主要是由于肿瘤堵塞肠管，使得肠腔中的粪便和肠液无法通过引起的。若出现腹部一阵阵胀痛或者绞痛，排气后腹部疼痛缓解的现象，要警惕大肠癌。如果同时在右侧中腹部触及一个质硬的肿块，并且还伴随有腹痛、消瘦，贫血等现象，则需要警惕右半结肠癌的发生。如果明确诊断为大肠癌，在出现腹痛一段时间后，如果腹痛突然消失或者有发热症状，则需要警惕有肠穿孔可能，尽早到医院就诊、治疗。

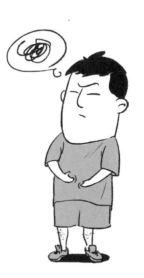

是否出现进行性贫血、乏力

如果出现不明原因的贫血、消瘦、乏力、食欲减退等症状，有相当一部分可能是胃肠道出了问题，一定要及时到专业医院进行检查和治疗。在排除其他失血原因的情况下，如果出现贫血，要考虑到患大肠癌的可能性。出现以上大肠癌的危险信号或者症状时，都应及早排查原因，如果能早期发现这些蛛丝马迹，到医院及时做一些相关的检查，并找专业医生就诊的话，会大大提高发现早期肠道疾病的概率。除了进行常规的体格检查之外，医生会对患者进行详细的专科体检，比如做肛门指检、结肠镜检查等，可有效避免误诊，以免耽误病情！

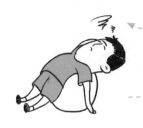

大肠癌会遗传吗

大肠癌本身不是遗传性疾病，但有一定的遗传概率。大多数大肠癌患者没有大肠癌家族史，然而约 1/5 大肠癌患者的家庭成员有肠癌病史。

研究表明，一级亲属（父母、兄弟姐妹或子女）有大肠癌病史的人罹患大肠癌风险增加，大约是普通人群的 2~3 倍。如果家族中有两名或以上的近亲（父母或兄弟姐妹等）患大肠癌，则发生大肠癌的风险更高。尤其是年轻的大肠癌患者，与遗传因素的相关性更密切。如在 45 岁以下被诊断出癌症，或者有 1 个以上一级亲属有大肠癌病史，则罹患肠癌的风险也高。

家族性腺瘤性息肉病（FAP）：FAP 是由遗传自父母的结肠腺瘤性息肉病（APC）基因突变引起的。大约 1% 的大肠癌是由 FAP 引起的。在 FAP 最常见的类型中，通常在患者十几岁或成年早期，就有成百上千颗息肉生长在结肠和直肠中。FAP 患者早在 20 岁时，通常有 1 颗以上的肠息肉已经发展成肠癌了。到 40 岁的时候，如果还没有切除长有多颗息肉的结肠，几乎所有患有 FAP 的人都会患结肠癌。同时，患有 FAP 的人患胃癌、小肠癌和其他癌症的风险也增加了。

林奇综合征（遗传性非息肉病性结直肠癌）：林奇综合征约占所有大肠癌的 2%~4%。这种疾病是由 MLH1 或 MSH2 基因遗传缺陷引起的。

综上所述，肠癌患者的亲属应当尽早行结肠镜检查，若有大肠癌相关疑似症状出现，要尽早检查、尽早治疗。对于有遗传性大肠癌家族史者，早检测、早预防是最有效的防范措施。遗传性大肠癌一般发病都比较早，所以建议有遗传家族史的个体在年轻时就应该做肠镜检查，并且坚持随访监测。同时，基因检测也成为目前防范遗传性大肠癌的方法之一。没有基因突变的患者也有患遗传肿瘤的风险，也可进行相关的风险评估和检查。建议有遗传家族史的人群进行遗传咨询，针对有风险的患者亲属进行相关基因检测。而对于有生育要求的患者，如果夫妻双方都有遗传家族史，通过遗传咨询可以了解后代患病的可能性。

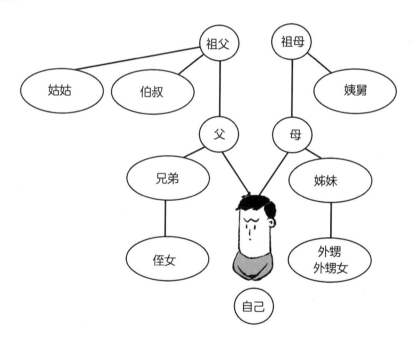

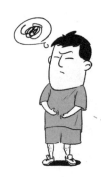

大肠癌是不治之症吗

　　大多数人认为，得了癌症就等于被宣判了死刑。其实不一定，大多数大肠癌患者通过治疗可以明显好转，早期患者可以获得终身治愈或长期生存。癌症只是不受控制的癌细胞在体内生长扩散的表现，每个正常人身上都有这种细胞存在，只是体内的调节机制在起作用，让癌细胞无法进行恶性复制和生长。癌细胞的进展与患者体质和免疫功能有很大关系，如同感染流感病毒，有人得病有人不得病是一样的道理。国内外众多学者研究发现，大肠癌总的5年生存率较高，早期大肠癌治疗后5年生存率可达90%以上，说明大肠癌并不是不治之症。大肠癌预后与肿瘤的生物学特性、分期和治疗方式等多种因素有关。因此，大肠癌并非像人们所想象的那样可怕，并非"不治之症"，只要能够早期发现、早期诊断和早期治疗，是可能获得长期生存的。

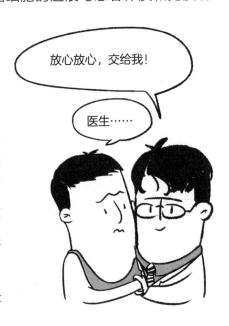

放心放心，交给我！

医生……

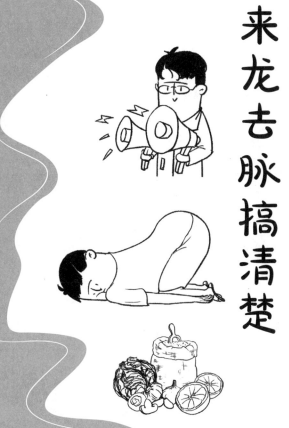

来龙去脉搞清楚

第二章

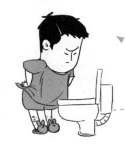

认清大肠癌

大肠癌的病因

大肠癌是全世界都比较常见的胃肠道肿瘤，以往在欧美等发达国家较为常见，随着国内生活水平的提高，我国大肠癌的发病率也呈上升趋势。

目前，大肠癌确切的发病原因和具体机制还没有完全明晰，但多年的研究表明其与膳食结构和生活方式密切相关，而膳食结构及生活方式又与社会经济发展水平紧密关联，越是发达地区，大肠癌的发病率越高，因此大肠癌又被称为"富裕癌"。另外，大肠癌有明显的遗传倾向，主要表现为遗传易感性和遗传性大肠癌。遗传易感性是指由于遗传因素的影响或由于某种遗传缺陷，使其后代具有容易发生某些疾病的特性。简单地说就是亲属中有大肠癌患者，其本人患大肠癌的风险高于普通人，血缘关系越近，风险越大。遗传性大肠癌中最具有代表性的是家族性腺瘤性息肉病，如果早期不积极治疗，很大概率会癌变，而且后代遗传的可能性高达50%。

所以说，大肠癌的发生既有外部的环境因素，又有内在的遗传因素，而且两者常常相互作用，相互影响。

大肠癌的高危人群

描述肿瘤的时候常常会提到一个专业术语——高危人群。这是什么意思呢？其中，"高危"指的是容易使人患上某种疾病的危险因素，而"高危人群"则是指具有这些危险因素的人们。在大肠癌中则是特指具有发生大肠癌危险因素的群体。相对于普通人，他们患大肠癌的可能性更高，所以是大肠癌预防、筛查与监控的重点对象。

大肠癌常见的高危人群主要包括以下群体。

（1）30～40岁，伴有下消化道出血症状者。
（2）患有溃疡性结肠炎、克罗恩病等炎症性肠病患者。
（3）大肠癌患者的直系亲属（父母、子女、兄弟姐妹）。
（4）林奇综合征（遗传性非息肉性结直肠癌，一种以遗传性大肠癌为主的遗传性疾病）、家族性腺瘤性息肉病患者。
（5）曾有胆囊或阑尾切除史者。
（6）曾接受盆腔放疗者。
（7）曾患有大肠癌的患者，通常二次大肠癌在治疗后的2～30年内出现。
（8）有肠道症状的人群，如反复便秘、腹痛。

另外，吸烟、酗酒、肥胖、肠道菌群失调、乳腺癌或女性生殖系统癌症、肾癌或膀胱癌、曾行输尿管乙状结肠吻合术、免疫功能缺陷、糖尿病等病史者患大肠癌的风险也比普通人要高。

吸烟会增加患大肠癌的风险

烟草中含有多达 55 种致癌物质，如多环芳烃、杂环芳烃和 N- 亚硝胺等。因此，吸烟被认为是多种恶性肿瘤的重要致病因素。事实上，长期吸烟也会提高结直肠腺瘤性息肉的发病率，这与大肠癌的发病率和死亡率密切相关。研究发现，罹患大肠癌的风险随着吸烟量的增加而增加。此外，过早吸烟和长期吸烟可提前大肠癌的发病年龄。

二手烟同样也会增加患大肠癌的风险。这是因为二手烟中的一些有害化学物质比主动吸烟产生的烟草烟雾高（一氧化碳高一倍，焦油和尼古丁高三倍）。因 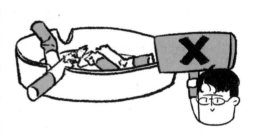 此，家庭、公共场所和工作场所的二手烟也可能增加不吸烟者患大肠癌的风险。有研究发现，丈夫吸烟的女性患大肠癌的风险是丈夫不吸烟的女性的 3.54 倍之高。

关于吸烟是如何诱发大肠癌的，现在还没有完全弄清楚，可能是在吸烟过程中，烟草所产生的致癌物质进入血液循环，到达大肠诱发肠道细胞癌变，或者是由于烟草所产生的致癌物质与食物残渣在口腔中混合，到达肠道后诱发肠道细胞癌变。

虽然烟草是大肠癌的危险因素，但这是可以控制和预防的！所以一定要保持良好的生活习惯，远离烟草。吸烟者及早戒烟，避免在家中吸烟；在公共场所和工作场所设置独立的吸烟区，减少对不吸烟者的危害……这些简单有效的措施，有助于预防和治疗大肠癌。

饮酒会增加患大肠癌的风险

　　研究已经证实，酒精是致癌物质，与肝癌、肺癌等有关。虽然关于饮酒与大肠癌的关系，目前医学界仍有一定争议，但大多认为饮酒在不同种族、人群的肠癌发生中发挥着不同的作用。

　　1957年，国外首次报道每日饮啤酒者的肠癌发生风险比不饮酒者有所增加，但两者之间的关系不明显。然而日本研究发现，饮酒可以增加大肠癌患病率，尤其是直肠癌。国际研究认为，饮酒会增加大肠癌的患病风险，二者存在明确的因果关系。来自欧美国家的多项研究表明，饮酒量与患病风险也呈明显的正相关。在经常饮酒的人群中，酒精摄入量最高的群体罹患大肠癌的风险可以达到酒精摄入偏低群体的 3.5~4.4 倍。

　　综合现有的多方面研究发现，饮酒是人类大肠癌的致病因子之一。为了降低大肠癌的发病率，提倡少饮酒或者戒酒，保持良好的生活习惯。

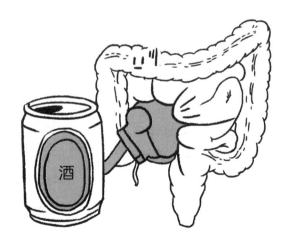

肥胖的人更容易患大肠癌

随着社会生活水平的提高，肥胖已变成现代社会的常见病。目前研究发现，有许多疾病均与肥胖相关，例如大家所熟知的冠心病、糖尿病、高血压、高血脂等。同时，肥胖还与一些恶性肿瘤有关，如乳腺癌、子宫内膜癌、食管癌、大肠癌等。那么肥胖与大肠癌相关性如何呢？有研究证实，肥胖是大肠癌发生的重要危险因素之一，也就是说肥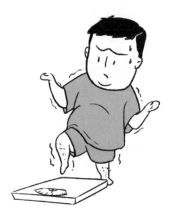

胖的人群患大肠癌的概率要高于普通人群。有一项关于腰围和大肠癌的研究发现，腰围每增长 2.54 厘米，患大肠癌的概率就会增加 8 倍。那么为什么肥胖的人容易患大肠癌呢？原因有如下几点。

首先，肥胖的人人体激素水平发生变化，破坏细胞周期，导致代谢异常和炎症反应，致使脂溶性致癌物滞留，诱发癌症。其次，饮食本身是最重要的一个导致大肠癌的因素，肥胖者多有不合理的饮食习惯，特别是高热量、高脂肪、低纤维饮食，可以改变大肠细菌的构成，产生致癌物质，同时还会使粪便在大肠的停留时间延长，进一步增加了大肠癌发生的风险。此外，研究发现经常进行体育锻炼或从事体力劳动的人患结肠癌概率较低，这也证明了肥胖与结直肠癌的关系。因此，在多种因素的促进作用下，肥胖的人更容易患大肠癌。

对于肥胖人群而言，改善饮食结构，减少脂肪摄入、增加纤维素摄入、降低体重，可能会降低大肠癌的发病率。但应注意的是，均衡饮食和多样化饮食仍是基本原则。因为怕癌症而进食不足，或者因为某些食物可能有抗癌作用而长时间过多进食，也是不合理的。病理性肥胖患者需要到医院就诊，找出肥胖的原因，根据具体病因制定合理减肥计划，保持身体健康。

膳食结构与大肠癌密切相关

前面已经提到过，饮食和大肠癌密切相关。随着人们生活节奏的加快和生活水平的提高，饮食结构发生了很大的变化（肉多、粮少、蔬果少、高蛋白、高脂肪、纤维素少），可能会增加患大肠癌的风险。这是因为高热量、高脂肪、低纤维的饮食结构会改变粪便中胆酸的浓度，且油炸和烧烤肉类也会产生致癌物。

研究表明，日常摄入烟熏和腌制食品较多会增加患大肠癌的风险。喜欢吃腌制或烘焙食品的人比少吃腌制或烘焙食品的人患大肠癌的概率高出约 3 倍。国内外多项研究发现，腌制食品中含有许多硝酸盐和亚硝酸盐。这些盐可被肠道细菌还原为亚硝胺，酸性环境会加速这种转化，当然即使在中性环境中也能形成亚硝胺。在肠道细菌的作用下还会形成联氨化合物，这是一种强致癌物。

国外曾有研究比较了脂肪摄入量不同的地区的大肠癌发病率。每日摄入脂肪 120 克以上的国家和地区，大肠癌发病率最高，比如北美、西欧、澳大利亚等地区；每日摄入脂肪 60~120 克的国家和地区，大肠癌发病率较低，如波兰、西班牙等地；每日摄入脂肪小于 60 克的国家和地区，如泰国、哥伦比亚等，大肠癌发病

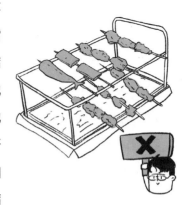

率最低。大肠癌高发区和低发区的发病率可相差 6 倍以上，中、低发区也要相差 3 倍左右。而且研究发现，从低发区移民到高发区的人群，如果饮食结构改变，和当地居民一致，他们的大肠癌发病率也会迅速升高，能够达到和当地居民同样的水平。如果移民仍保持原来的饮食和烹饪习惯，则大肠癌发病率明显低于当地高发居民。

以上研究有力地说明了膳食结构与大肠癌有着密不可分的关系。其实这个关系很容易理解。肠道是消化器官，食物的运输、分解、吸收和排泄都离不开肠道。合理的饮食会给肠道带来积极的影响，所以健康的饮食对保护肠道起着重要的作用。

熬夜使患大肠癌的风险增加

熬夜是现代社会的一个常见生活状态，由于生活方式的改变、社会竞争压力的增大等一系列因素的影响，熬夜成为人们生活的常态。很多人即使知道熬夜不好，也无法改变这个不良的习惯。长期熬夜会使机体的免疫力下降，导致内分泌紊乱，机体的新陈代谢失调，降低机体免疫力，使人体长期处于疲劳、精神不振、易感冒、易过敏的状态。此时，各种疾病就会乘虚而入，导致机体处于癌症易感状态，癌症细胞逃过免疫系统监视，诱发癌症。多项研究证明，熬夜与乳腺癌、大肠癌等疾病发生密切相关。

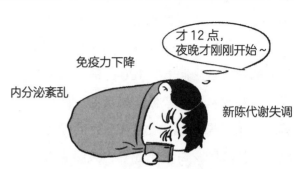

才 12 点，夜晚才刚刚开始~

免疫力下降

内分泌紊乱

新陈代谢失调

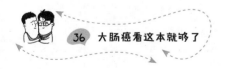

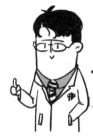

与大肠癌密切相关的疾病

与大肠癌密切相关的疾病多数被称为大肠癌的癌前病变。癌前病变是指一类具有高度癌变潜能的病变。部分癌前病变可以稳定存在，另一部分则会很快发展成癌，癌变速度因癌种及癌前病变类型而异。这是一个相对漫长的过程，肠道肿瘤一般会经历上皮增生→非典型增生→肠癌的演变过程。

大肠癌常见的癌前病变主要包括家族性腺瘤性息肉病、溃疡性结肠炎、克罗恩病和林奇综合征等。

家族性腺瘤性息肉病

家族性腺瘤性息肉病的特征是大肠黏膜上广泛分布大量大小不等的腺瘤性息肉，可以成群密集或成串排列，息肉数目往往可多达数百个乃至数千个。该种疾病的患者在出生时没有大肠息肉，但是随着年龄增长而出现息肉并增多，多数在 15 岁前后出现息肉。在患者青少年期，整个大肠会出现成百上千个息肉，可伴有腹部不适、腹痛、大便带血或带黏液、大便次数增多等症状。家族性腺瘤性息肉病如果未及时诊断和治疗，最终会导致癌变。

息肉到癌变的过程大致为：正常肠黏膜→增生→腺瘤形成→腺瘤癌变。癌变多发生在 30 岁左右，未有效治疗患者平均死亡年龄为 42

岁。家族腺瘤性息肉病是一种常染色体显性遗传性疾病，也就是说，一旦有一个患者发病，那么他（她）的子女就有 50% 的可能会发病。若患者被诊断为此疾病，及时手术切除能够切断癌变过程。

溃疡性结肠炎

溃疡性结肠炎是一种累及大肠的慢性非特异性炎症性疾病，是常见的炎症性肠病的一种，病因不明，可见于任何年龄。溃疡性结肠炎常表现为血性腹泻、腹痛、便血、体重减轻、里急后重、呕吐等症状。病情表现轻重不一，常有反复，有时还会合并虹膜睫状体炎、关节炎等胃肠道外表现。其诊断主要依靠大肠镜检查。

溃疡性结肠炎患者发生大肠癌的概率比正常人高 6.9 倍，其中出血性溃疡性结肠炎的癌变可能性更大。这可能是由于炎症持续反复的慢性刺激可引起调控细胞增殖的相关基因发生突变，造成肠上皮异型增生，导致癌变。

那么，溃疡性结肠炎的癌变与哪些因素有关呢？首先，一般认为癌变趋势与病程持续长短相关，随着患病持续时间延长，癌变率明显

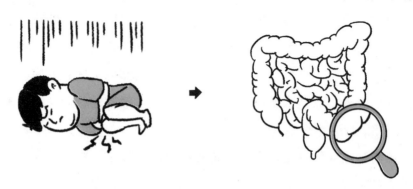

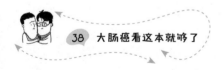

增加。其次，与初始发病年龄也有关，初始发病年龄越小，发生癌变的可能性更高。再者，与病变累及范围有关，在溃疡性结肠炎患者中，全大肠炎的癌变率为 6.3%，而左侧大肠炎仅达 1%。因此，溃疡性结肠炎患者是大肠癌的高危人群。这类患者需要长期坚持治疗、注意调养、定期进行必要检查，如大肠镜等，一旦发现有癌变趋势就及时进行手术治疗。

克罗恩病

克罗恩病同溃疡性结肠炎一样，都属于炎症性肠病，其病因也不明确，多发生于末端回肠和右半结肠，发病的高峰年龄为 20~30 岁和 60~70 岁。临床表现以腹痛最为多见，还可见腹泻、肠梗阻、发热、营养障碍等。由于该病可以引起肠粘连、肠壁增厚或局部脓肿，所以有时候可在腹部摸到肿块。相对于溃疡性结肠炎，克罗恩病的黏液脓血便较为少见。诊断主要也是依靠纤维结肠镜，可以看到病变呈节段性（跳跃性）分布，可见到纵行溃疡，溃疡周围的黏膜可见鹅卵石样改变。

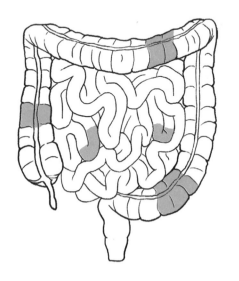

长期患克罗恩病的患者，特别是发病年龄在 30 岁之前的，大肠癌患病风险为普通人群的 4~20 倍，并且大肠癌的发病平均年龄在 49 岁左右，比普通人群的发病时

间早 10 年，从克罗恩病发展到大肠癌的平均时间为 20 年。所以，克罗恩病患者也是大肠癌的高危人群，定期的结肠镜检查同样必不可少，并且随着病程的延长，检查的间隔应逐渐缩短。

林奇综合征

林奇综合征又称遗传性非息肉病性结直肠癌，是由于携带了异常基因所致，以遗传性大肠癌为主要表现。患者的一级亲属很大概率会患大肠癌。因此，此疾病患者的家系必须终生随访，对其子女从 20~25 岁开始筛查，以达到早期发现、早期诊断、早期治疗的目的。所有大肠癌患者中约有 2%~4% 患者为该疾病，发病率高于家族性腺瘤性息肉病。

二者的不同之处在于：一方面，林奇综合征虽然是一种遗传病，但不像家族性腺瘤性息肉病那样肠道内长有成千上万的腺瘤性息肉；另一方面，林奇综合征导致肿瘤的风险很高，发生大肠癌的风险高达 40%~80%。除大肠癌外，林奇综合征患者患其他肿瘤的风险也很高，比如女性可能会患有子宫内膜癌、卵巢癌等。所以，对女性生殖系统患癌并有大肠癌患者应确认是否存在林奇综合征。

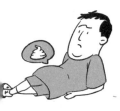

肠道有息肉，会患癌吗

结肠息肉很多人都有，虽然也有癌变的可能，但不是所有的息肉都会癌变。大肠息肉是否转化为癌症取决于息肉的类型。息肉大致有如下类型。

1 腺瘤性息肉（腺瘤） 腺瘤性息肉的确有时会转变为癌症，所以腺瘤被称为癌前病变。

2 增生性息肉和炎性息肉 这两种息肉是肠道最常见的息肉，一般不属于癌前病变。但一些有较大（比如超过1厘米）的增生息肉的人可能需要更频繁地用肠镜检查来筛查大肠癌。

3 无蒂锯齿状息肉（SSP）和传统锯齿状腺瘤（TSA） 这两种息肉通常需要像腺瘤一样治疗，并且需要更加警惕，癌变风险更高。

还有一些情形可能使息肉进展成癌症或增加癌变风险，具体如下所示。

（1）如果发现息肉直径大于1厘米。

（2）如果同时发现超过3个息肉。

（3）如果切除后的息肉出现细胞异型增生。异型增生本身是一种癌前病变，这意味着在息肉或大肠内壁某一个区域有变异的细胞，但它们并没有癌变。

如果息肉发生癌变，随着时间的推移，它就会向肠壁的深层次浸润，由最内层（黏膜）开始向外生长。当癌细胞侵出肠壁时，它们可以迁徙到附近的淋巴结或跑到身体的其他部位。大肠癌的恶性程度取决于它向肠壁侵犯的深度以及它是否扩散到肠道以外的淋巴结和器官。

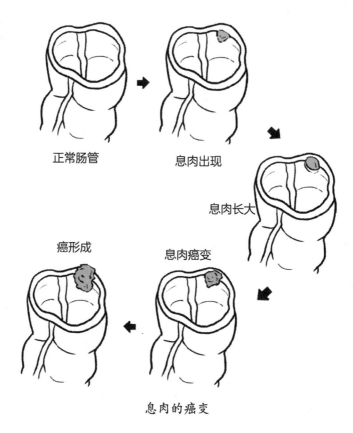

正常肠管　　　　　　息肉出现

息肉长大

癌形成　　　　息肉癌变

息肉的癌变

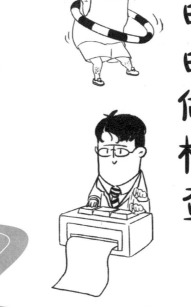

第三章

明明白白做检查

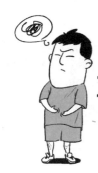

大肠癌检查的3个必须

直肠指诊

　　直肠指诊是指医生通过肉眼观察后，用手指探查肛门及其周围的组织，从而判断直肠和肛门疾病的最简便的方法。通过直肠指检，许多肛周疾病都有机会被发现。直肠指诊不需要借助任何辅助设备，检查时，医生会先戴上手套，然后在食指涂上润滑油。操作时，医生会先将润滑油涂于肛门周围，不仅是起到润滑作用，同时也是为了让受检者放松肛门，之后将缓慢进入，对肛门内部进行触摸检查。有统计表明，直肠癌延误诊断的病例中很多是由于未做直肠指诊，有的甚至丧失了手术时机。

　　因此，直肠指诊对于直肠癌的早期发现有重要的意义，简便却又有效。

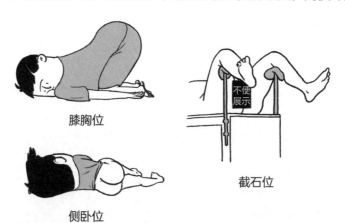

膝胸位

截石位

侧卧位

直肠指诊的3个体位——侧卧位，截石位，膝胸位

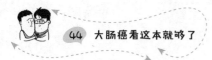

便潜血检查

大便潜血试验是用特殊的免疫方法检测肠道内的微量出血，意义在于早期发现肠道肿瘤。正常人的大便中不会有血液排出，而当机体出现消化系统疾病时，比如消化性溃疡、肠道出血等，将会出现便潜血阳性。约两成的消化道肿瘤患者大便潜血试验阳性，肿瘤如果到了晚期，阳性率可达九成以上。因此，便潜血检查对早期诊断、早期治疗有重要的价值。

但需要注意的是，便潜血检查不能分辨出粪便中是人血还是吃进来的动物血，因此在检查之前 3 天左右，要避免食用动物血制品、瘦肉和一些含铁丰富的食物。还有一些情况，比如牙龈出血、鼻腔出血等，如果不小心吸入，都有可能造成便潜血检查阳性。

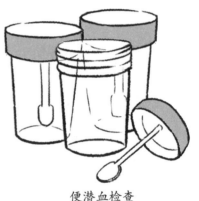

便潜血检查

肠镜检查

肠镜检查可以直观地查看肠道内病变，并且能切取部分病变组织做病理学检查，明确病变性质，对大肠癌早期发现和确诊有无可替代的作用。临床常见的有关肠镜检查的问题如下所示。

◆ 纤维结肠镜检查的适应证和禁忌证 ◆

适合做肠镜检查的情况：大便习惯改变，比如固定的排便时间、固定的排便次数的改变；不明原因的便中带血；出现不明原因的腹部肿块；原因不清的小腹疼痛，等等。

也有一些情况不适合做肠镜，如肠穿孔、腹膜炎、巨结肠、急性憩室炎、严重心肺功能损害、严重冠心病、妊娠或无法配合者。高热、腹痛、低血压患者可延期检查。

◆ 纤维结肠镜检查前的准备 ◆

肠镜检查前需要做充分的肠道准备，目的是把肠道清洁干净。肠道准备包括肠道清洁、饮食控制和应用抗生素三个方面。肠道清洁可通过口服泻药以达到清洁肠道的目的，常用的有硫酸镁、甘露醇、舒泰清或聚乙二醇电解质等。有效的肠道清洁是保证肠镜检查成功、准确取得活检组织标本的关键。

◆ 无痛肠镜 ◆

操作熟练的专家一般不会使患者感到疼痛。若患者敏感性过高、注入气体过多、操作水平不熟练时，患者会感到疼痛。能否较好地完成肠镜检查，取决于受检者的身体状况、心理耐受力以及内镜医生的肠镜操作技术水平。因此，患者就诊时最好找熟练的专家检查，特别敏感的患者可以预约做无痛肠镜检查。

无痛肠镜是通过麻醉技术，使人在睡眠状态下行肠镜检查，对做

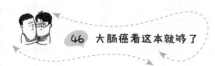

检查的人来说就是睡了一觉，没有特殊的感觉。当然，麻醉必然是有风险的，不过现在无痛肠镜检查已经普遍开展，麻醉医生对麻醉药药效、剂量掌握都比较有经验，加之现在各种医疗设备的应用，无痛结肠镜一般不会有大问题，且医生在做肠镜前也都会事先评估。

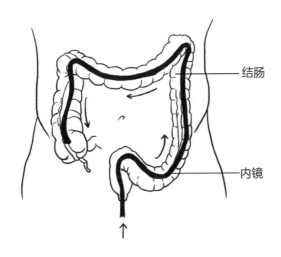
结肠

内镜

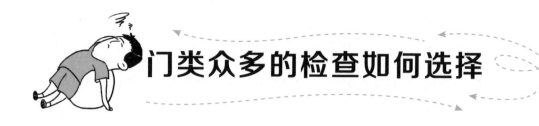

门类众多的检查如何选择

钡剂灌肠

具体方法是从肛门注入稀释钡剂后再注入少量气体，使得直肠、全部结肠及盲肠显影，可以用于检查大肠各种占位性病变（大肠癌）等。目前已经不作为常规的检查手段使用。

腔内超声

腔内超声又称为经直肠超声检查，是一项超声探头由肛门进入体腔的超声检查方式。经直肠超声在直肠癌诊断中应用广泛，尤其在确定肿瘤的分期上发挥重要作用，推荐对中低位直肠癌进行经直肠超声检查，以检测癌肿浸润肠壁的深度、有无侵犯临近脏器及周围淋巴结肿大情况。目前也有内镜下的超声检查，即应用特殊的带有超声探头的肠镜进行检查，可以用于检查肠腔肿物与周围的关系和肠壁外的病变，尤其是结肠病变。

电子计算机断层扫描（CT）

CT 具有扫描时间快、图像清晰、无创等特点，而且可提供三维重建的图像，可用于多种疾病的检查。CT 的扫描方式分为平扫、增强扫描和造影扫描三种。

大肠癌常用的 CT 检查采用增强扫描，检查部位包括胸部、上腹部、下腹部和盆腔，根据需要选择合适的检查部位。通过 CT 检查，可以明确癌肿所在的位置、大小、与周围邻近器官组织的关系、是否有淋巴结转移、是否有远处器官转移（包括转移灶的数目、大小和分布位置等）、是否有腹盆腔种植转移、是否有腹腔积液、是否合并有肠梗阻及消化道穿孔，还可以协助临床医生判断癌肿是否可以完整切除或联合器官切除，选择手术、放射治疗、化学治疗及免疫治疗等治疗方案，以及评估治疗效果等。

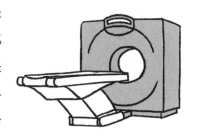

核磁共振（MRI）

核磁共振成像是一种利用核磁共振原理的医学影像技术，有绝佳的诊断功能。与 CT 检查相比，核磁共振具有成像参数多、组织分辨率高和图像更清晰等优点，可帮助医生"看见"不易察觉的早期病变，已经成为肿瘤早期筛查的利器。由于核磁共振是磁场成像，没有放射性，故对人体无害，是非常安全的。

正电子发射计算机断层显像

正电子发射计算机断层显像简称 PET-CT，是升级版的 CT，是将 PET 与 CT 完美融为一体，PET 能够提供病灶详尽的功能与代谢等分子信息，CT 能提供病灶的精确解剖定位。由于肿瘤细胞代谢活跃，摄取显像剂能力为正常细胞的 2~10 倍，可在图像上形成明显的"光点"，因此在肿瘤早期尚未产生解剖结构变化前，PET-CT 即能发现隐匿的微小病灶（大于 5 毫米）。PET-CT 能对大肠癌进行早期诊断和鉴别诊断、鉴别肿瘤有无复发、对肿瘤进行分期和再分期、寻找肿瘤原发和转移灶、指导和确定肿瘤的治疗方案、评价疗效。但 PET-CT 检查费用较高，不推荐常规使用，但对于病情复杂、常规检查无法明确诊断的患者可作为有效的辅助检查。术前检查提示为 Ⅲ 期以上肿瘤者，为了解有无远处转移，常推荐使用。

开腹或腹腔镜探查术

通过开腹或腹腔镜探查手术，可以取肿瘤组织活检，明确肿瘤性质、是否为腹盆腔广泛转移，并通过活检获得病理组织学依据，了解腹腔内病变具体情况。当出现以下情况时，建议行开腹或腹腔镜探查术。

（1）经过各种诊断手段尚不能明确诊断且高度怀疑结直肠肿瘤者。

（2）出现肠梗阻，进行保守治疗无效者。

（3）怀疑出现肠穿孔者。

（4）保守治疗无效的下消化道大出血患者。

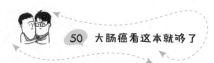

肿瘤标志物检查

癌胚抗原（CEA）、CA19-9 等是临床上诊断结肠癌和直肠癌的特异性的肿瘤标志物。不仅对诊断大肠癌有特异性，在胰腺癌、胃癌、乳腺癌、甲状腺髓样癌、肝癌、肺癌、卵巢癌、泌尿系肿瘤等恶性肿瘤患者的检查中也会有升高，特异性、灵敏性都不高。但对恶性肿瘤的诊断、鉴别诊断、病情监测、判断预后、疗效评估有重要的辅助价值。

临床上，肿瘤标志物的检测常用于早期诊断、病情检测、评估疗效，如果某种肿瘤标志物的浓度持续时间明显高于正常范围，则提示可能出现异常情况，如肿瘤复发或转移、抗肿瘤药物效果不佳等。

粪便 DNA 检测

大肠癌一般发生于结直肠上皮组织中，先向肠腔内生长，在其生长过程中，不断地有肿瘤细胞脱落到肠腔内随粪便排出，粪便中脱落的肿瘤细胞中含有特殊的 DNA 成分（如发生了突变和甲基化的人类基因），可以作为筛查的肿瘤标志物。患者只需要提供粪便作为检测样本，不需要饮食控制，是一种高效、简单、安全、可靠的诊断筛查手段。目前还有很多融合了粪便基因突变、甲基化检测、隐血试验于一体的检测工具，如多靶点粪便 FIT-DNA 检测。目前，中国已有多靶点 FIT-DNA 检测产品获得国家药品监督管理局批准，但相关多靶点 FIT-DNA 产品在我国人群大肠癌筛查中的适用范围以及长期筛查效果仍有待进一步大量人群研究证实。

粪便 RNA 检测

粪便 RNA 检测是指采用 RNA 提取试剂盒提取粪便中的 RNA，然后进行反转录获得 cDNA，最后通过 RT-PCR 技术检测 RNA 含量，从而评估结直肠病变风险。该技术简单方便、快速精准，对肠癌检测灵敏度、特异度和总符合率很高，可居家采样，无需肠道准备，适用于大规模人群筛查。

Septin9 基因甲基化检测

Septin9 基因是人体的一种抑癌基因，其甲基化会扰乱细胞的分裂过程，导致细胞朝癌变发展。Septin9 基因甲基化检测是通过检查大肠癌患者血浆中 Septin9 基因的甲基化程度来检测早期癌细胞的 DNA。具有无创、准确、高效、便捷、易被患者接受等优点，是早期筛查结直肠肿瘤最有效的检测方式之一。对于患者来讲，无需禁食，无需前期准备。

循环肿瘤细胞检测（CTC）

循环肿瘤细胞是指恶性肿瘤在发展过程中播散并存活于外周血中的肿瘤细胞，与肿瘤的转移和预后密切相关。循环肿瘤细胞检测是指对肿瘤患者外周血中的循环肿瘤细胞进行分析的方法，有助于肿瘤转移患者的诊断、监测术后患者肿瘤的复发与转移、评估抗肿瘤药物的

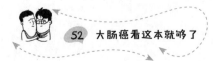

敏感性与患者预后，以及选择个体化治疗的策略。

基因检测

常见的基因检测包括 MSI 或 MMR 检测、KRAS 和 NRAS 检测，以及 BRAF 检测。

人体内的正常细胞在分裂增殖时，DNA 分裂复制中可能会发生差错，正常情况下身体会对这些差错进行修复。一些大肠癌患者的肿瘤细胞往往没有这种纠错能力，当 DNA 复制编码错误积累到一定程度，DNA 变得极不稳定，被称为 MSI（微卫星不稳定性）。若错配修复蛋白缺失（dMMR），微卫星不稳定的现象得不到修复，则形成高度微卫星不稳定（MSI-H）。此外，如果 RAS 基因异常，会促进癌症生长，晚期/转移性大肠癌的一些药物治疗是不起作用的。BRAF 突变也可能促进癌细胞生长，并使得他们更快速的转移。通过检测基因缺陷，可以确定患者获得肿瘤的风险。

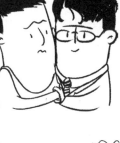

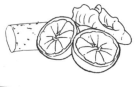

第四章

快速诊断不耽误

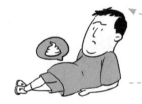

透过粪便看健康

有句俗话说得好，"肠胃好不好，主要看大便"。不少人排便后就赶紧冲走，可能会错失早期发现某些疾病的大好时机。食物经口摄取后，要百转干回，经过胃肠道研磨、消化、吸收等多步骤、多器官的处理，最后转变为粪便排出体外。这就使得粪便能够携带可能会反映消化系统健康及疾病状态的重要物质，蕴含了丰富的健康相关信息，包括粪便的颜色、性状等外观特点，及其中的蛋白、DNA 等内在物质。因此，通过观察粪便的特征，进行相关的检查、检验，能够了解肠胃是否出现问题。

粪便颜色

正常人大便的颜色是黄色或褐色的，之所以会呈现这样特殊的颜色，是因为胆汁分泌到肠道，最终在大便中变成粪胆素和尿胆素。胃、十二指肠部位出血后，血液中的血红蛋白经过胃酸和肠道细菌的作用，与硫化物结合成硫化铁，从而使粪便呈现黑色。如果出血量较大，则大便黑而发亮，被称为柏油样便。如果发现柏油样便，说明状况很严重，建议立即就医治疗。如果出血量较少（如少于 50ml），肉眼未必能发现大便颜色的改变，需要通过粪便隐血试验才能发现。粪便隐血试验也是大肠癌常规筛查的手段之一。

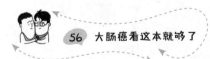

需要特别注意的是，某些食物因其本身或代谢产物是黑色的，也会使大便颜色变黑，与消化道出血毫无关系，如食用过多的猪肝、动物血制品等，或者饮用较大量的红酒等。这些因素的影响都是一过性的，通过限制饮食就可恢复正常，不用过分担忧。常用的一些药物，如常见的枸橼酸铋钾和硫酸亚铁等，也会导致大便呈现黑色，只要停用药物一段时间后，大便的颜色就会恢复正常。

如果是黄褐色大便表面黏附鲜血，或是便后滴血，甚至是血喷射到便池中，多半是痔疮或者肛裂出血。另外，在腹泻时，如果发现大便中有鼻涕样的黏液或夹杂着血丝，表示胃肠道黏膜有损害，可能是痢疾或溃疡性结肠炎等严重疾病，需要及时就医。

粪便的性状

正常情况下的大便呈条状，类似于香蕉形状。若大便干硬，甚至呈羊粪粒状，是食物残渣在大肠内停留时间过长、水分过度吸收所致，也称便秘。若腹泻时，大便表现为不成形的软便，可见大便偏稀，甚至出现糊样、稀糊状大便。如果长期有腹泻或便秘，或二者交替发生，要注意炎症性肠病和肿瘤的可能。如果大便变细或大便上有固定凹痕，要注意直肠肿瘤导致肠道变形的可能性。

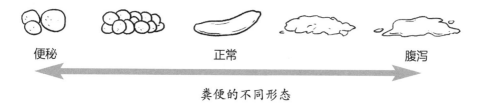

便秘　　　　　　　　　正常　　　　　　　　　腹泻

粪便的不同形态

排便习惯

　　大部分人群都有自己的排便习惯，通常有固定时间和固定次数，只有在工作繁忙、外出等明显影响饮食习惯和生物钟的情况下，排便习惯才会发生改变，而影响因素一旦消失，排便习惯便会恢复。在临床上，排便习惯和性状的改变常常是肠道肿瘤最早出现的症状，有经验的专科医生甚至仅通过问诊就可以在早期阶段发现肿瘤。

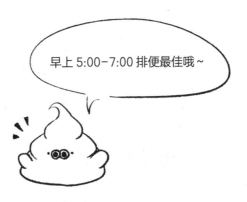

早上 5:00-7:00 排便最佳哦~

里急后重感

　　里急后重感是一个医学名词，主要表现为肛门坠胀，便意频繁但排便不畅，总有排便不尽感。直肠癌患者之所以会出现这种症状，是因为肿瘤位于肠道的末端，刺激直肠的排便感受器，让身体误认为有大便没排出去，从而产生排便感。这也是需要引起高度警惕的。

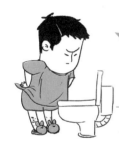

大肠癌的主要表现

大肠癌早期大多数没有症状，随着癌肿体积增加和脏器发生病变，才出现症状，常表现为胃肠功能紊乱、血便、肠梗阻、腹部肿块等。

①胃肠功能紊乱 临床表现为食欲减退、腹部不适、饱胀、便秘、腹泻，或腹泻与便秘交替出现。

②肠梗阻 肠梗阻症状主要有腹痛、便秘、腹胀、呕吐、肠蠕动亢进，有时可见到肠型。呕吐出现的时间和频率与梗阻部位的高低有关。梗阻部位较高时（距离肛门较远），呕吐出现越早，呕吐越频繁；梗阻部位较低时（距离肛门较近），呕吐较晚出现，次数也较少。一般结肠的梗阻均较晚出现呕吐。呕吐并不是结肠梗阻的明显症状。腹胀的程度和梗阻的部位有关，高位肠梗阻腹胀不明显，而低位肠梗阻腹胀常较为显著。如果回盲瓣功能良好，梗阻时可能形成闭襻性梗阻，可见腹周膨胀或腹部不均匀隆起。偶有回盲瓣功能不健全的高位结肠梗阻，可出现低位小肠梗阻的征象，腹部呈对称性膨胀。

③血便 血便是大肠癌的主要症状，也是直肠癌最先出现和常见的症状。若便血颜色鲜红，且与粪便混合在一起，常提示患肠息肉或大肠癌的可能。直肠癌便血的特点是脓血便、暗红色、有腥臭味；而结肠癌便血的特点是红色、量少，伴有大量黏液。

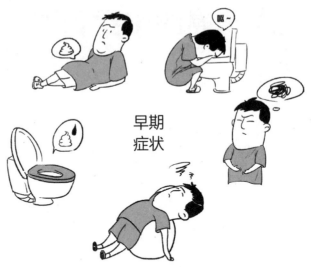

早期
症状

④ 腹部肿块 腹部肿块多为癌肿本身，患者若有腹腔内转移或炎性浸润，也可能存在肿块。如果发现肿块时隐时现，说明肠道可能有不完全性梗阻。如果患者自己触摸到腹部硬块，特别是在右侧腹部摸到形状不规则、质地较硬、表面呈结节状的硬块，应该高度警惕。这是因为大肠癌癌肿浸润生长，可能会在腹部摸到硬块，应及时到医院专科就诊，行进一步的检查以明确是否存在大肠癌。如果肠道内有干硬的粪块，有时也能在腹部摸到硬块，要注意区别。

⑤ 全身症状 大肠癌患者可能存在贫血（每个患者程度不同）、营养不良、全身衰竭、体重减轻和恶液质等症状。

⑥ 其他症状 癌症患者感染可引起寒战、高热；肠穿孔可引起弥漫或局限性腹膜炎，表现为腹部压痛明显；癌肿侵及泌尿系统可引起泌尿系统相关症状，如排尿困难等。

大肠癌早期症状

早期大肠癌大多没有明显症状，或者可能和癌前病变呈现相同的症状。但随着病变的进展，患者出现如下变化时，就一定要提高警惕。

（1）大便的形状改变，便条变细、变扁或有棱角。

（2）粪便颜色变黑或暗红色，粪便变稀、有黏液。

（3）排便次数增多，但却排不出粪便。

（4）痔疮反复发作不愈。

（5）不明原因的贫血、体重减轻。

（6）不明原因的腹部胀痛。

由于大肠癌初期症状不明显，而且与其他病变症状相似，极易混淆，所以往往一经确诊，就是晚期。故需及早到医院进行一系列检查，以完善诊断。

大肠癌晚期症状

大肠癌晚期常常表现为全身上下各个不同脏器的症状，包括食欲不振、腹部包块、癌性发热、消瘦、体重减轻、贫血及全身无力等。这是因为恶性肿瘤本身是消耗性疾病，肿瘤细胞会消耗身体大量的营养，且患者患病后，营养摄取能力也显著减弱。

大肠癌全身症状与肿瘤生长位置有关

有些全身症状和肿瘤的生长位置存在一定联系。

◆ 左半结肠癌 ◆

左半结肠癌最常见的症状是便血，且大便多表现为表面带有暗红色血液，偶伴黏液，容易被患者发现，进而引起重视。另外，左半结肠肠腔狭小，若肿瘤体积增大，容易导致肠腔缩窄，故癌性肠梗阻引起的腹痛也较多见。

◆ 右半结肠癌 ◆

右半结肠癌常表现为腹部肿块、贫血、便血、腹痛、全身乏力与消瘦等症状。其中，腹痛在右半结肠癌各类症状中发生率最高。右半结肠癌患者的大便潜血试验结果常呈阳性，若长期存在大便潜血，最终会导致患者贫血。

◆ 直肠癌 ◆

直肠是大便排泄的最后通道，因此直肠癌患者常表现为便血及排便习惯的改变，且鲜血与大便不相混淆。由于肿瘤生长于直肠，常常刺激患者产生便意，严重者甚至每日可排数十次大便，有时还伴有持续性的肛门坠胀感及排便不尽感，大便常变细、变形，甚至出现排便困难。

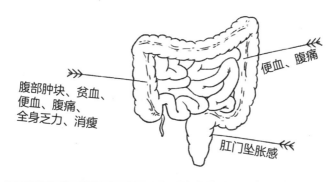

腹部肿块、贫血、
便血、腹痛、
全身乏力、消瘦

便血、腹痛

肛门坠胀感

右半结肠癌与左半结肠癌的区分

◆ 破溃出血的有无及多少 ◆

要想辨别是左半结肠癌还是右半结肠癌，可以先观察破溃出血症状的特点。通常来讲，左半结肠癌很少出现破溃出血，即使出血也是少量，并不明显。而右半结肠癌易发生溃烂出血，且多表现为大便呈暗红或酱色。

◆ 触块可否触及 ◆

一般情况下，左半结肠癌不易触及肿块；而右半结肠癌肿块通常会更为明显，大约80%的患者都能触及自身腹部的肿块。

◆ 是否出现肠梗阻 ◆

左半结肠癌易发生肠梗阻，原因在于左半结肠肠腔较细，容易被堵塞，引发梗阻。而右半结肠癌不易发生肠梗阻，但多数易出现继发感染病症，如发热、消瘦、虚弱、食欲减退等。

◆ 存在恶液质与否 ◆

左半结肠癌恶液质现象不明显，很少出现。而右半结肠癌恶液质现象很常见，主要是因为右半结肠癌更容易破溃出血，继而引发感染，一旦感染病症加重就会出现毒血症状，如发热、恶心、呕吐、腹痛、呼吸困难等。

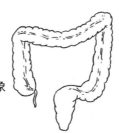

·破溃出血多
·能触及到肿块
·继发感染病症
·存在恶液质现象

·易发生肠梗阻

大肠癌常见的并发症

大肠癌常见的并发症有肠梗阻、肠道出血和肠穿孔。肠梗阻以左半结肠多见，大多进展较缓慢，表现为渐进性梗阻，患者逐渐出现排便困难的症状，腹痛也是一点点加重。肠道出血是大肠癌另一个常见的并发症，也是大肠癌最常见的症状之一，是患者就诊的主要原因。肠穿孔也是大肠癌常见的并发症，患者会出现腹部疼痛、腹部压痛。如果出现急性穿孔，肠道内大量含有细菌的粪水会进入腹腔，患者可出现严重的急性弥漫性腹膜炎征象，需要接受外科手术治疗。

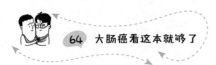

大肠癌的首发症状——贫血

大肠癌本身的癌细胞生长繁殖需要摄取、消耗大量的营养物质，从而会造成机体自身的营养物质被掠夺性消耗。癌细胞犹如"寄生"在体内的寄生虫，毫不客气地汲取人体营养，使机体自身用于造血的原料被大量消耗，从而导致贫血的发生。另外，大肠癌的癌肿表面黏膜易发生糜烂、溃疡出血，可引起机体长期慢性失血，这是导致贫血发生的主要原因。当机体长期慢性失血超过机体自身造血的代偿功能时，患者就会出现贫血。一般来说，肿瘤的分期越晚，患者出现贫血的可能越大，贫血程度越重，尤其是右半结肠癌，常以贫血为首发症状。但是，贫血的出现并不一定意味着疾病一定处于晚期，故临床医师绝不能因为患者存在贫血就放弃对患者采用积极的手术治疗。

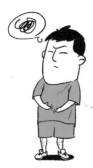

大肠癌的分类与特点

作为我国最常见的恶性肿瘤之一，大肠癌是指大肠黏膜上皮在环境、饮食等多种致癌因素作用下发生的恶性病变，预后较差，死亡率较高。大肠癌为胃肠道最常见的恶性肿瘤。结肠癌、直肠癌和肛管癌临床统称为大肠癌。

大肠癌在大体形态上的分类

《中国大肠癌防治规范》依据大体形态不同，将其分为以下类型。

❶ 隆起型　肿瘤向肠腔内生长，肿块增大时表面可产生破溃，易出血。此型浸润性小，淋巴转移较晚，预后较好，好发于右侧结肠，特别是盲肠。

❷ 溃疡型　溃疡型是大肠癌最常见的类型。肿瘤表面有深而大的溃疡，边缘隆起，底部深陷，呈蝶形，易出血、感染，分化程度较低，转移较早，好发于左侧结肠及直肠。

❸ 浸润型　肿瘤沿肠壁浸润生长，瘤组织有较多纤维组织，易引起肠腔狭窄或梗阻，分化程度低，转移早而预后差，多发于左侧结肠。

❹ 胶样型　胶样型大肠癌外观呈胶冻样，极少见。

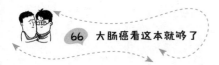

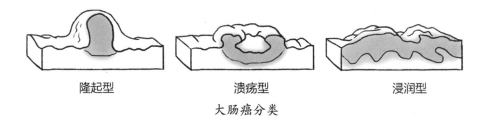

隆起型　　　　　溃疡型　　　　　浸润型

大肠癌分类

大肠癌在组织学上的分类

医生从大肠上取到肿物后都会送到病理科，通过在显微镜下观察其组织形态结构明确诊断。根据组织学的不同表现，大肠癌常分为以下几型。

① **腺癌**　腺癌最常见。癌细胞呈腺管或腺泡状排列，根据其分化程度，可分为高分化（低度恶性）、中分化（中等恶性）、低分化（高度恶性）。大多数结肠癌为高、中分化腺癌，预后较好。高分化癌的预后好于低分化癌。

② **黏液癌**　由分泌黏液的癌细胞构成，黏液在细胞内将核挤向边缘，间质内亦有黏液，恶性程度较高，预后较腺癌差。

③ **印戒细胞癌**　肿瘤由弥漫成片的印戒细胞构成，预后较差。

④ **未分化癌**　癌细胞较小，不形成腺管状结构，细胞排列无规则，浸润明显，易侵入小血管和淋巴管，预后最差。

⑤ **腺鳞癌**　腺鳞癌又叫腺棘细胞癌，癌瘤由腺癌细胞和鳞癌细胞构成，较少见，主要见于直肠下段和肛管。

⑥ **鳞状细胞癌**　大肠鳞癌罕见，多为中度到低度分化，偶有角化和细胞间桥。

大肠癌的临床分期

对大肠癌进行分期有助于明确肿瘤的发展程度、判断预后、指导治疗等。通过查体、影像学检查、活检等可确定临床分期。在临床分期的基础上，依据手术所见及术后病理结果可进行病理分期。大肠癌常用的临床分期方法有 Dukes 分期和 TNM 分期，均为目前国内外公认的分期标准。Dukes 分期提出较早，至今仍为比较经典的常用的分期方法；TNM 分期是将恶性肿瘤按肿瘤大小（T）、区域淋巴结转移（N）和远处转移（M）进行分期。

大肠癌的转移途径

❶ **直接蔓延**　癌组织直接向肠壁深处浸润生长，从肠黏膜逐层浸润，可穿透浆膜，蔓延到邻近的组织脏器，如膀胱、子宫、肠系膜等。

❷ **淋巴转移**　淋巴转移是主要的扩散途径。大肠癌的淋巴转移比较复杂，主要为区域淋巴结转移，可以向上方、向下方、向两侧转移，偶尔也会有远处淋巴结转移。

❸ **血行转移**　癌肿侵入局部的小静脉后，可随静脉血沿着门静脉转移到肝脏，引发继发性肝癌，是肠癌远处转移最常见的部位；其次是肺转移；还可以转移到骨、脑、肾脏等处。

❹ **种植转移**　肠癌细胞如种子一般，脱落种植在腹膜、腹腔内的脏器上引起的转移。

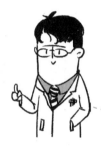

鉴别诊断

结肠良性肿物

结肠良性肿物通常无明显症状，肠镜下肿物一般小于2.5厘米，形态规则，表面光滑，大部分带有一蒂，肠腔无明显狭窄，病理是鉴别诊断的金标准。

结肠炎性疾病

结肠炎性疾病包括结核、血吸虫病肉芽肿、溃疡性结肠炎、痢疾等。肠道炎症性疾病在病史方面各有特点，结肠镜检查通常会发现特征性改变，如虫卵、铺路石样改变等，累及肠道范围广。而恶性肿瘤一般很少超过10厘米。肠镜检查及病理组织学检查可进一步明确诊断。

痔疮

痔为常见的肛肠良性疾病，其临床表现主要为排便带鲜血，表现为手纸染血、便后滴血、便池染血等，通常大便本身不带血，或仅有少许血迹。出血一般为间歇性，多为大便干结时或进食辛辣刺激食物后出现，不伴腹痛、腹胀，无便条变细或大便性状改变。直肠指诊无明显肿块，指套一般不染血。直肠指诊结合肠镜可以帮助鉴别。

直肠息肉

直肠息肉也可表现为排便带血，但一般不会引起腹痛、腹胀等，也无全身症状（如乏力、体重下降、贫血等）。直肠指诊可触及质软肿块，指套可染血。肠镜及病理检查是鉴别关键。

肛裂

肛裂也可以表现为便鲜血，排便时及排便后肛门剧痛是其特征性临床表现。肛门视诊可见肛门皮肤裂口，有时可见前哨痔，指诊时疼痛明显。

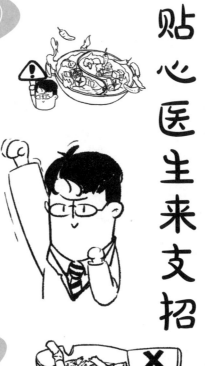

第五章

贴心医生来支招

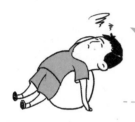

得了大肠癌莫要慌

现代医学技术不断发展，许多危及生命的疾病，包括传染性疾病，都可以得到有效预防和治疗。但对于癌症而言，虽然治疗方法层出不穷，然而时至今日，仍然没有任何一种癌症可以被完全预防和治愈。在癌症的治疗中，存在太多的不确定性。而癌症的最终结局在普通大众眼里，仍然是命不久矣。尤其是大肠癌发病率逐日增高，一旦被确诊了大肠癌，绝大多数患者犹如五雷轰顶，相当于接到了"死刑判决书"。

其实，换一个乐观的角度可以发现，随着人们对于自身健康的重视，很多早期大肠癌是可以得到治愈的，即便是一些中晚期大肠癌，在综合治疗下，也能得到很好的救治。

对于大肠癌的治疗而言，根据肿瘤的恶性程度、分期和患者的全身情况采用阶梯式治疗。相对而言，早期癌症仅仅依赖手术，就有可能完全治愈，中期癌症通过手术和放化疗等其他治疗，也有望治愈。现在，一些晚期癌症经过术前放化疗，可以降期，把一些原来不能治愈的癌症变得可以治愈。对于一些发生了转移的晚期癌症，通过综合治疗，也能显著延长患者的带癌生存时间。

因此，罹患大肠癌后，首先需要确定的是癌症的恶性程度

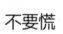

不要慌

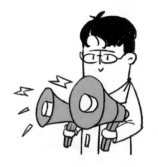

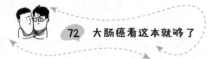

和癌症分期，再结合自身的年龄、心态、身体状况，选择适宜的治疗方法。

癌症恶性程度的判断主要依赖肠镜下的病理活检。国际上采用TNM 分期对癌症进行分期，T 指的是癌症的局部浸润情况，N 指的是淋巴结转移情况，M 指的是远处器官转移情况。非医疗人员可以简单地理解为只有 T，没有 N 和 M 的就是早期癌；有 M 的就是晚期癌；有 N，但没有 M 的就是中期癌。TNM 分期在术前主要通过 CT 和MRI 进行诊断，最准确的是术后切除标本的病理检查。所以仅仅拿着肠镜和病理检查单，就去问医生治疗方法其实是不可取的，在不了解肿瘤 TNM 分期的情况下，医生很难制定针对性的治疗方案。

根据 TNM 分期，现代医学对于大肠癌拟定的治疗方案基本是统一的，大多遵从国内外的相关诊治指南，所以在正规医院，针对 TNM 分期情况，治疗方案基本是一致的。患者不需要为了一种治疗方案或者化疗药物，去找多个权威专家就诊，反复确认。根据患者个人的具体情况，对治疗药物、治疗方法的调整属于个体化方案，大多数需要根据进一步的特殊检查，以精准判断。比如现在比较热门的靶向治疗和免疫治疗，在治疗前需要做基因检测，才能确定是否适合该项治疗。

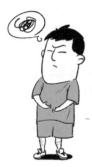

大肠癌需要早诊早治

近年来，随着大家生活条件改善，饮食结构和生活方式的逐渐西方化，大肠癌也成为了危害人民群众健康的主要疾病之一。据统计，我国经济发达地区近 20 年大肠癌发病率逐年上升，且在所有恶性肿瘤的发病率和致死率中数一数二。遗憾的是，只有极少部分的大肠癌患者能够做到早期诊断和治疗。由于大肠癌起病隐匿，没有特异症状，而大多数人不会有意识地进行肠癌的早期筛查，因此许多大肠癌患者发现时就已经是进展期，错过了最佳的治疗机会。

客观地说，大肠癌想做到早期发现是很难的。大肠癌生长缓慢，潜伏期长。早期的大肠癌往往表现为腺瘤性息肉，不会产生任何症状，从腺瘤发展到癌，再到癌肿长大引起明显症状，大概需要几年甚至十几年的时间，大多数有明显症状的肠癌患者一发现就是中晚期。临床上遇到的早期大肠癌患者，大多并没有主观症状，而是在行结肠镜检查或肛门指检时意外发现肿瘤的。大规模的流行病学调查也发现，对于无症状的普通人群进行大肠癌的筛查，才是最经济、有效地提高大肠癌早期诊断率和治愈率的方式。

结肠镜检查是目前大肠癌筛查的金标准，是最直接有效的手段，不仅可以直视下检查整个大肠，及时发现早期肠癌，还能够发现并切除尚未癌变的大肠息肉，以达到预防肠癌发生的效果。对于无症状、无肠癌家族史的普通人群，建议从 40 岁开始，至少每 3~5 年进行一次结肠镜检查。如果家族中有多发性肠息肉患者，或是有大肠癌家族

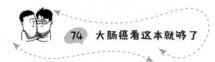

史的人，建议可以提早 5~10 年进行大肠癌的常规筛查，并适当增加检查的频率。除了结肠镜检查外，大便隐血试验及直肠指检也是肠癌筛查的常规手段。这两种检查简便易行，成本低，在没有条件开展常规结肠镜检查的地方可作为初筛手段。

　　总之，大肠癌是可以预防的，及早行肠镜检查能够做到早发现、早诊断，尤其是有结直肠癌肿瘤家族史的人群。另外，大肠癌在早期阶段通常是可治愈的。不幸的是，由于部分人群没有相关的意识以及对筛查的恐惧，到了疾病的晚期阶段才发现。因此，加大大肠癌预防、诊疗知识的普及力度，早发现、早诊断、早治疗，大肠癌一定会离我们远去！

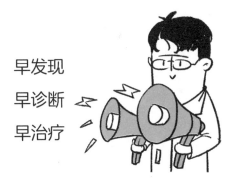

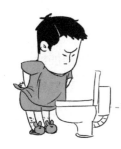

大肠癌的治疗方法

　　大肠癌的治疗方法包括手术、化疗、放疗、靶向治疗、免疫治疗和中医治疗。其中，前3种是癌症最重要、最基本和最经典的治疗手段，是其他治疗的基石。目前，对于大肠癌的治疗提倡多学科的专家组讨论，即多学科会诊（MDT），根据患者的身体状况和肿瘤类型、分期，有计划地应用多种治疗方法，制定个体化综合治疗方案。其核心是以患者为中心，以专家组为依托，达到最大可能的根治肿瘤，提高治愈率。

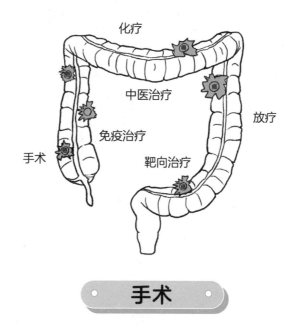

手术

　　大肠癌的手术分为内镜手术和外科手术。一般肠镜切除手术适

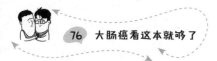

合极早期，肿瘤只局限在黏膜层，切除后病理判断为预后良好的大肠癌。此外，对于晚期无法切除的肿瘤，肠镜手术还可以放置支架，解决梗阻和进行镜下止血等对症治疗。外科手术分为根治性手术和姑息性手术。简单地讲，根治性手术能把肿瘤完全切除；姑息性手术术后还有癌细胞残存，只是减小了肿瘤，或重建消化道，绕开肿瘤，解除肠道阻塞。

化疗

化疗即通过给体内输注化学药物，达到杀死癌细胞的作用。分为术前的新辅助化疗和术后的辅助化疗，以及不做手术的姑息化疗，其区别仅在于给予治疗的时机不同。目前，化疗药物的种类和使用方法是比较统一的，一线用药是 5- 氟尿嘧啶和奥沙利铂。

放疗

放疗是通过放射线照射局部，达到杀死癌细胞的作用，也分为术前的新辅助放疗和术后的辅助放疗。一般而言，大肠癌中的直肠癌因为接近体表，适合放疗。而居于腹腔深处的结肠癌，一般不采用放疗，仅针对发生转移的一部分患者，才采用放疗。

靶向治疗

　　靶向治疗是在基因检测的基础上，针对大肠癌细胞上的特定靶点，采用特殊药品进行治疗的方法。靶向治疗主要用于复发和转移的患者，早期和中期大肠癌并不推荐。同时，它是建立在化疗基础上的治疗，不能替代化疗，常用的药物有西妥昔单抗和贝伐珠单抗。由于并非所有患者的癌细胞上都具备靶点，因此在使用靶向治疗前，一定要做基因检测，才可以确定是否适合该治疗方法。

免疫治疗

　　免疫治疗是通过一些免疫因子，例如干扰素、白细胞介素、转移因子、肿瘤坏死因子等，提高患者免疫能力，增强患者的体质和耐受化疗的能力，从而提高肿瘤的整体治疗效果的方法。

中医治疗

　　中医治疗强调个体化调理，但杀肿瘤效果还有待大数据研究。其基本理论建立在扶正祛邪两方面，扶正类似于癌症的免疫治疗，在于提高患者体质，减少不适症状，达到提高生活质量、遏制肿瘤发展的作用。而祛邪类似于放化疗。多种中药被发现具有抗癌作用，但其发挥作用的主要成分、具体效果和不良反应有待观察。

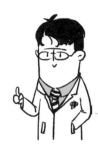

大肠癌必须要做手术吗

在我国一旦被确诊为大肠癌，患者首先想到的手术切除。确认是否进行手术和手术时机，应该听取不同医疗机构两位以上的外科医生的建议，而不是内科医生、其他科医生，或患者、熟人的意见。这是因为只有能够被手术完全切除的大肠癌，才有可能被治愈。

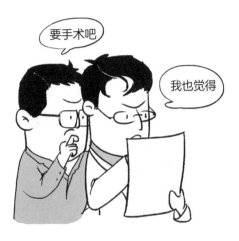

手术对于大肠癌不仅是一种治疗癌症的手段，还可以起到预防、诊断、判断肿瘤分期、缓解癌症相关症状和不适的作用。

对于结肠息肉、结直肠良性肿瘤和其他癌前病变进行肠镜下手术和局部切除，可以显著预防大肠癌的发生。术中对肿瘤外组织上怀疑癌转移的病灶进行切除活检，是判断肿瘤是否晚期的重要手段之一。对术后切除组织进行活检，是判断肿瘤分期最准确的方法，也是制定下一步治疗方案和治疗预期结果的重要依据。对于经过 CT、MRI 检查，明确怀疑淋巴转移的中晚期大肠癌，建议在术前进行放化疗，使肿瘤降期，可以把一些无法完全切除的肿瘤变成可以完全切除的，从而提高手术切除效果。

总 结 一 下

对于早期和早中期大肠癌，一般建议及早手术。

怀疑淋巴结转移的中晚期大肠癌，建议放化疗后再行手术治疗。

已经确定远处转移的晚期大肠癌，如果转移相对局限，也有手术机会。

转移广泛的晚期大肠癌，手术不再作为首选，仅在急性梗阻、大出血、穿孔引起腹腔严重感染的时候，作为应急对症处理的措施。此时，恢复消化道通畅，维持胃肠道功能成为手术的首要目标，不再考虑是否必须达到根治性切除。

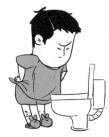

大肠癌的外科治疗

手术切除是大肠癌最为重要的治疗手段，也是大肠癌获得临床治愈的唯一方法。大肠癌的手术方式大致可以分为以下几大类。

局部切除术

局部切除术是指仅将肿瘤所在区域肠壁的部分或全层切除，不处理肠系膜内的淋巴结。包括结肠镜下和经肛门局部切除术等。因为无法清扫肠周系膜内的淋巴结，故术前需充分评估肿瘤分期。原则上仅适用于局限于黏膜内的或黏膜下层微小浸润的大肠癌，或是年老体弱无法耐受根治性手术的患者。

为了提高经肛门手术的质量，现在又发展出经肛门内镜显微手术（TEM）。该手术最初由德国外科医师 Gehard Buess 设计发明，需借助于一些特殊的器械来完成。TEM 可以完成距肛门 20 厘米以内所有具备适应证的结直肠病灶的切除，并能获取高质量的标本，供病理科医师做病理分析和检查。同时具备操作便捷、视野良好的优势，能更加清晰地辨别肿瘤边缘和切除范围，在切缘阴性率和标本完整性方面优于普通的经肛门切除术，局部复发率较低。近年来，TEM 广泛应用于直肠腺瘤、早期直肠癌、直肠类癌、直肠脱垂、直肠吻合口狭窄、直肠阴道隔肿瘤等疾病的治疗。但由于设备价格昂贵，目前开展这项技术的医院还不多。

根治性手术

局部手术仅适合于早期癌症和良性疾病，但大多数直肠肿瘤被发现时均非早期。外科手术至今仍是大肠癌的主要治疗方法，也是大肠癌治愈的基石。手术原则是首先考虑肿瘤切除的彻底性，同时兼顾存活质量。根治性切除是指完全切除肿瘤以及肿瘤可能波及的组织和淋巴结。腹腔镜手术作为大肠癌微创手术的技术得到快速发展，但其根本手术操作仍然遵循经典手术的切除范围。

结肠癌根据肿瘤部位不同选择不同的切除范围已经成为金标准。根据癌肿发生的部位，分为右半结肠切除、横结肠切除、左半结肠切除和乙状结肠切除四种。根据肿瘤的位置，手术方式的选择争议不大。有人会问到，肿瘤只有一块，为什么要切除这么多的大肠？这是考虑到两方面的因素：首先是确保肿瘤的根治性，因为癌症是发生在细胞层面的变化，肉眼精度不足，所以只能扩大切除范围来确保全歼癌细胞；其次是方便消化道重建，由于升结肠、降结肠和直肠是固定的，所以在吻合的时候一般选择可以活动的回肠、横结肠和乙状结肠。

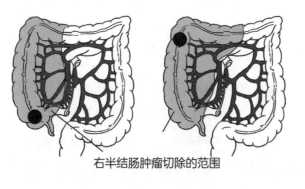

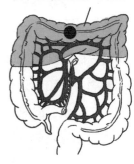

横结肠肿瘤切除的范围

右半结肠肿瘤切除的范围

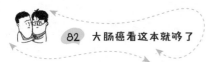

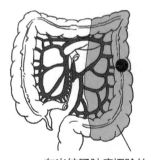

左半结肠肿瘤切除的范围

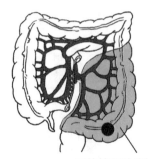

乙状结肠肿瘤切除的范围

由于直肠癌会波及肛门，因此手术发展的目标在于根治性切除肿瘤后，更多地保有肛门。虽然某些距离肛门 5 厘米以下的超低位直肠癌可以保肛，但受到肿瘤大小和分期、性别、身材等诸多影响，具有显著的个体化差异。所以站在医疗的角度，将保肛放到第一位是不可取的。目前，仍以距肛门 8 厘米为确定的保肛距离，8 厘米以下的肿瘤，仍然存在一定的挖除肛门的可能性。直肠癌的主要手术方式包括：①直肠癌经腹前切除术（Dixon 氏术），也就是俗称的保肛手术。②直肠癌经腹会阴联合根治性切除术（Miles 氏术），即俗称的挖肛门手术。③经腹直肠癌切除、近端造口、远端封闭手术（Hartmann 手术），即造瘘、不挖肛门手术，适用于因全身一般情况很差，不能耐受 Miles 手术，或急性梗阻不宜行 Dixon 手术的直肠癌患者。

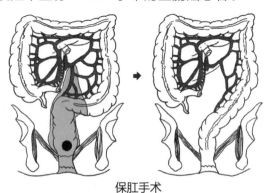

保肛手术

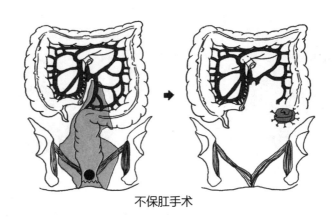

不保肛手术

直肠癌所取术式并非绝对，一般根据术中所见癌肿大小、恶性程度、直肠游离后癌肿浸润的深度、周围淋巴转移的情况，以及直肠骶曲部的长短，甚至是手术医生的水平，综合考虑后选择。

扩大根治术

扩大根治术也称为联合脏器切除术，对于大肠癌侵犯了邻近器官，术前检查及术中探查评估仍有机会做到根治性切除（即能切干净）者，可考虑在标准的肠癌根治性切除术的基础上，适当扩大手术范围，将受侵犯的邻近器官一起切除。

姑息性手术

晚期大肠癌，伴有肝、肺、骨、脑等远处脏器的转移，或局部肿瘤较大累及周围重要脏器，无法切除，或高龄、一般情况差，无法耐

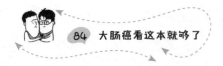

受大手术的患者，已失去根治性手术的机会。当出现出血、肠梗阻、肠穿孔等严重并发症时，为了解除患者痛苦，往往会行肿瘤部分切除、消化道短路或肠造口等姑息性手术，以期延长患者生存时间，改善患者生活质量。

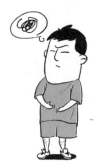

微创手术与传统手术

对于大肠癌患者来说，外科手术仍然是最有效的治疗手段之一。准备手术前，很多患者和家属都会问医生一个问题：到底是传统开腹手术好，还是微创手术好。患者和家属们通常是这么认为的：传统手术刀口大，看得清楚，切得干净，但是创伤大，术后疼一些，恢复慢一些；微创手术刀口小，恢复快，但是可能切不干净，容易复发。那么实际情况到底是怎样的呢？

微创手术的优点

随着医疗技术的不断进步，微创手术已经得到了长足的进步和推广，在大多数教学医院已经常规开展微创手术治疗大肠癌，甚至在不少县级医院也有能力开展此类手术。大量的研究表明，和传统开腹手术相比，微创手术创伤更小，恢复更快，且远期效果相似，绝大多数患者都能从中获益。

微创手术一般指腹腔镜手术，其原理是在腹壁上打几个孔，通过孔道伸入微型摄像头和特制的手术器械，将腹腔内的图像实时显示在监视器屏幕上，医生通过屏幕即可观察腹腔内的情况，并运用腹腔镜特制器械进行手术。相比于开腹手术，腹腔镜手术有许多优点：如切口小，出血少；手术视野清晰；术后恢复快，住院时间短；操作精细，并发症相对较少，等等。

　　大肠癌的微创手术在国内外已经开展了多年，并得到了医学界的一致推崇，其肿瘤根治的效果与传统开腹手术相比几无差别，这一点已经通过大量的临床研究得以证实。而且因为伤口小、疼痛轻，患者可以早期下床活动，下肢静脉血栓、肺部感染等并发症更少，恢复更快。此外，进行腹腔镜手术时，因高清摄像头的放大作用，对神经和淋巴结等精细组织结构的观察比传统开放手术更加清楚，对病变组织清除更干净，对正常组织保护更好，往往能获得比开放手术更理想的手术质量。

微创手术的局限性

　　那么，是否微创手术就一定比开腹手术好？是否每个患者都适合做微创手术呢？

　　虽然腹腔镜手术相比于开放手术有许多优势，但其局限性也相当明显，具体如下所述。

◆ 没有触感 ◆

　　在腹腔镜手术过程中，医生对腹腔内的观察受制于腹腔镜镜头显示的图像，镜子看不到的地方也无法用手进行触摸，对判断腹腔内的肿瘤情况有一定的局限性。

◆ 对心肺有影响 ◆

在腹腔镜手术过程中，需要往患者的腹腔内注入二氧化碳并维持一定压力，撑起腹腔以便手术医生进行操作，而腹腔的压力会给心肺带来更大的负荷。此外，因为无法像开放手术那样牵拉暴露，为了能更好地显露需要操作的区域，往往需要长时间变换患者的体位来进行配合。如直肠癌手术中，就需要较长时间保持头低脚高的体位，腹腔内的脏器会向头部倾斜，膈肌上抬，对心肺的压力会进一步增大。

◆ 手术时间长 ◆

腹腔镜手术通常比开腹手术用时要长，在因为肥胖、粘连等因素导致显露、操作困难的病例中更加显著。这意味着患者的麻醉时间也延长了，麻醉的风险也会相应提高。

微创手术的禁忌证

综上，并不是所有的大肠癌患者都适用于腹腔镜手术，在手术前需要准确评估患者的病情，对于以下患者往往并不适用腹腔镜手术。

（1）肿瘤分期较晚、肿块较大的患者。

（2）年龄大、心肺功能不佳、无法耐受 CO_2 气腹的患者。

（3）大肠癌伴有急性并发症的：如出血、梗阻、穿孔等。

除此之外，能否顺利进行腹腔镜大肠癌手术，还有赖于就诊医院

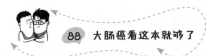

是否配有合适的腹腔镜器械、主刀医生的手术技术和经验以及手术团队是否配合熟练，等等。

如何选择手术方式

其实对于大肠癌患者而言，并不存在微创手术好还是传统开放手术好这个问题，只有哪种手术方式更为适合。经过专业诊疗团队的充分评估，结合患者的自身情况和就诊医院的医疗条件，选择适合患者病情的手术方式才是最佳的治疗方案。

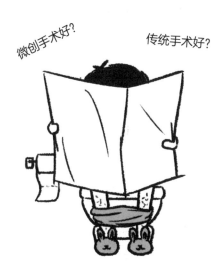

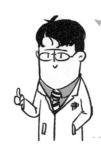

新兴的手术技术
——"3D"和"机器人"

3D 手术

　　谈到"3D"技术的应用，可能大部分人首先想到的都是戴上 3D 眼镜去欣赏电影和电视节目，但随着科技的进步，现在 3D 成像技术已逐步在临床手术中开展。

　　在手术中，医生们只需戴着 3D 眼镜，就可以观看自己正在制作的惟妙惟肖、栩栩如生的"影片"。可以说，3D 手术以其突出的成像特点提高了手术的精准度，为手术台上的患者保驾护航。

　　那么 3D 技术究竟让肠癌手术产生了那些变化呢？

　　首先，3D 系统可将手术视野的局部放大 10~15 倍，这种强大的放大功能是开腹手术所不可比拟的。复杂的血管和细小的神经在显示器上被一目了然地呈现出来，让医生们在操作中更易掌握，减少术中对于周围正常脏器、血管、神经的创伤风险，使术后并发症的发生率下降，如排尿功能障碍、性功能障碍等。患者体内原本只有几毫米的微小病灶，在开腹手术中往往不易发现，但在 3D 系统引导的腹腔镜手术下，这种微小的病灶被清楚地展现，从而除去了肿瘤复发和转移的祸根。

　　再者，立体化的成像让术者的视野更为真实。以往的开腹手术和腹腔镜手术由于视野的局限，操作位置的纵深的把控多半由术者的经

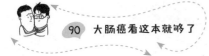

验决定，而三维重建后的影像，使得患者腹中的方位更全、死角更少，有利于术者掌握力度，精准操作。现代肿瘤的外科治疗讲究的是完整的切除，但在现实中，部分肿瘤组织往往和周围正常的组织"粘"在了一起，病灶和正常组织的界限往往不明显，这使得操作者在手术过程中切除的界限不易掌握。通过立体化的视角，医生可将两者的界限放大的较为清晰，准确、完整地切除病灶。

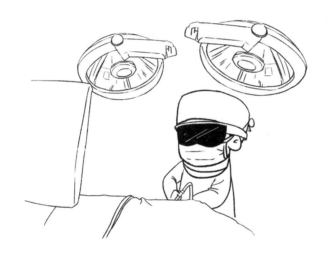

机器人手术

机器人手术并不是由机器人操作并完成的。准确地讲，机器人手术是外科医生在机器人操作系统上进行的手术，是目前当之无愧的革命性外科手术工具。不同于传统的手术概念，它使外科医生可以远离手术台操纵机器进行手术，目前在心脏外科和泌尿外科手术中应用较多。近年来，机器人手术操作系统在大肠癌方面也有应用。

它的优势主要体现在：①机器人器械所使用的仿真手腕比人手活动度更大，更加灵活，在狭小空间操作更为方便。②机器人系统可自动过滤人手的颤动，保持了稳定性，提高了手术的精准度。③由于术者可以坐着操作，体力消耗相对较小，有利于长时间复杂手术的开展。

此外，由于机器人手术操作系统也使用 3D 内镜，所以它兼有 3D 手术的优点。

最后，不得不说的是，3D 手术和机器人手术也有不足之处，即成本较高，所以目前只有少部分的医院请得动"他们"，并且患者所承受的手术费用也相对较高。但随着 3D 手术和机器人手术技术的开展普及，成本及费用问题的解决也许只是时间问题。

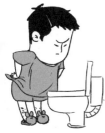

直肠癌能不能保住肛门

对于直肠癌患者和家属来说，最关心的问题就是手术能不能保住肛门。临床工作中遇到直肠癌准备手术的患者，问得最多的往往就是需不需要"改道"，是不是要挂粪袋？

随着治疗理念的更新和手术技术的进步，直肠癌的手术方式多种多样，但总的来说可以分为两大类，即保留肛门的手术和需切除肛门的手术。保肛手术是指按照肿瘤根治的原则将包含癌灶的直肠及其系膜完整切除，同时保留肛门和肛门括约肌，然后将乙状结肠和剩余直肠断端进行吻合，大便仍然通过肛门排出体外。保肛手术中最常用的是直肠癌经腹前切除术（Dixon 手术）。切除肛门的手术是指直肠癌经腹会阴联合根治性切除术（Miles 手术，也称 APR 手术），在切除包含癌灶的直肠的同时，将肛门和肛门括约肌、部分肛提肌以及部分坐骨直肠窝内脂肪一并切除，之后缝合会阴部伤口，将乙状结肠断端从左下腹壁拉出体外，做永久性人工肛门。术后患者原肛门处呈封闭状态，需通过左下腹的人工肛门排气、排便。

保肛手术的目标

直肠癌手术的理想效果是既能做到肿瘤的根治性切除，又能保留肛门并维持其正常功能。

❖ 根治性切除肿瘤 ❖

直肠癌能否行保肛手术与肿瘤所在的位置密切相关。过去对于直肠癌的转移特点认识不足，对于累及腹膜反折以下（肿瘤下缘距肛门约 7 厘米以内）的直肠癌都采取切除肛门的手术方式。随着对于直肠癌病理学特征的认识不断深入，大量研究发现直肠癌向远端肠壁扩散超过 2 厘米的病例极少（＜ 3%），早期直肠癌向远端肠壁扩散甚至很少超过 1 厘米。且直肠癌的淋巴转移主要沿系膜内朝向头侧转移，很少会有朝向肛门或两侧转移。因此，清除直肠癌的淋巴转移并不需要切除肛门及其周围的肌肉、脂肪。近年来，随着直肠癌相关临床研究的不断深入，手术技术的不断进步，手术器械的不断创新，以及术前放化疗等辅助治疗的不断进步，越来越多的低位直肠癌患者得以实施保肛手术，极大地改善了患者的生活质量。

❖ 保证良好的控便功能 ❖

然而保肛手术不仅仅是将两段肠管恢复物理上的连接，还要在此基础上保证良好的控便功能。直肠癌术后，由于直肠结构改变、括约肌和神经等组织损伤，以及直肠储袋功能和排粪反射下降，可引起以排便紊乱为主要表现的各种肠道功能障碍，主要包括排便频率增加、大便失禁和排便困难等。绝大多数患者在保肛术后会发生不同程度的肠道功能紊乱。排便功能是个非常复杂的过程，需要有控制排便的解剖结构的存在，如提肛肌、肛门内外括约肌等，且需保留一定长度的直肠，使其有一定的容量，才能保证术后有较好的控便功能。在保留肛门的 Dixon 术中，由于手术切除了部分排便感受器（直肠壶腹部）、吻合口靠近肛门、手术导致部分肛门内括约肌受损以及支配直肠的周围神经损伤、吻合口漏或狭窄及其周围组织瘢痕形成等因素，常使患者产生大便次数频繁、控便能力差，以及无法区别气体、液体和固体大便等一系列症状，称为低位前切除综合征（LARS）。部分患者因为无法忍受严重的 LARS 症状，甚至甘愿再次手术，进行改道。所以，低位直肠癌手术需要充分地评估患者的情况，不能盲目地追求保肛。

有位外科大家曾说过，直肠癌单从技术上来说几乎都可以实现保肛，但是从患者生活质量上来讲，一部分患者保肛还不如改道。对于超低位的直肠癌（肿瘤距肛门＜3 厘米），

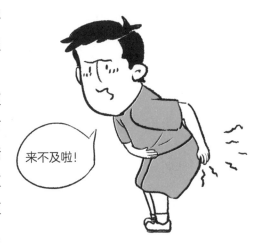

来不及啦！

手术切除肿瘤并进行吻合从技术上来说完全可行，但是因为肿瘤邻近肛门，为了保证手术的根治度，会对肛门周围肌肉及局部神经造成难以避免的损伤，术后很可能导致患者大便频繁、肛门失禁，有的患者甚至不敢远离厕所，几乎失去了正常的社会生活能力。

选择保肛手术的影响因素

直肠癌患者是否适合做保肛手术，不仅与肿瘤到肛门的距离密切相关，还受其他多种因素的影响。除了需要考虑肿瘤的部位、大小、

形态、组织学分型、侵犯肠壁的深度、是否有淋巴结转移和远处转移、是否侵犯临近的器官等因素外，还要结合患者的性别、年龄、一般情况、肥胖程度、骨盆的解剖条件，以及手术医生的技术、所在医院的医疗条件，甚至患者的诉求和经济、心理承受能力等来综合分析判断。对于直肠癌手术而言，根除肿瘤永远是摆在第一位的，必须在肿瘤可获得根治性切除且不影响肛门功能的前提下方可考虑保肛手术，不可过分追求保留肛门，毕竟保住命了谈保肛才有意义，为了保肛而导致肿瘤残留或保留了一个没有功能的肛门，都令人追悔莫及。

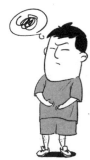

肠造口俗称"人造肛门"

肠造口是指在大肠癌患者手术中，由于肿瘤位置太低切除了肛门，或者为了降低术后吻合口漏等并发症的影响，有时需要进行消化道改道手术，在腹壁切开一个小切口，将结肠或者小肠从腹壁切口拉出体外，缝合固定于腹壁上，替代肛门完成排气、排便的作用。结直肠癌术后造口大体可以分为两类，一类是永久性造口，另一类是临时性造口。

永久性造口通常是因为直肠癌肿位置较低且肿瘤分期较晚，为了能够根治性的切除肿瘤以及周围淋巴结，需要切除肛门，将乙状结肠拖出体外并固定于左下腹壁。因为不保留肛门，所以无法再次手术还纳造口，这种造口就称为永久性造口。

临时性造口常见于两种情况，一种是因为癌肿比较大，引起肠道的狭窄，粪便无法通过肿瘤所在部位，导致近端的大肠明显扩张，大量粪便的堆积可产生中毒症状。这时患者一般情况较差，无法耐受切除肿瘤的大手术，或者切除肿瘤后不宜行肠管吻合，可先将近端大肠拖出腹壁造口，等待患者全身症状减轻，一般情况好转以后，再行肿瘤的完整切除或肠管的吻合手术。即先通过结肠造口缓解急性梗阻的症状，再行二期手术将造口还纳到腹腔内。另一种临时造口称为预防性造口，也称保护性造口，通常适用于可以行保肛手术，但由于存在吻合口位置过低、吻合效果欠满意、局部血供不好或张力太高、术前进行了新辅助放化疗或年高体弱等高危因素，术后发生吻合口愈合不良风险较高的直肠癌患者。一般在完成低位直肠的吻合重建后，再将末段小肠或横结肠提出腹壁做一临时造口，转流粪便，以达到减轻吻合口压力，促进其愈合的目的，从而降低吻合口漏的发生率，提高手术的安全性。一般在初次手术后 3~6 个月，待低位直肠吻合口愈合良好后，再次行手术将预防性造口还纳。

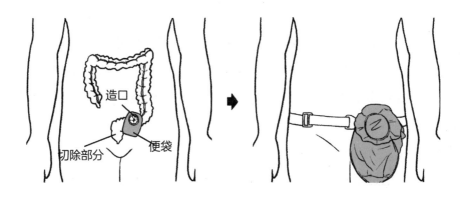

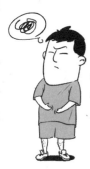

大肠癌术前应做哪些准备

大肠癌手术前的肠道准备

除常规的术前准备外，肠道准备包括肠道清洁、饮食控制和应用抗生素等三个方面。

❶ **饮食控制** 如无结肠梗阻，手术前三天进无渣饮食，前一天禁食，同时给予补液，以维持水电解质平衡。

❷ **药物准备** 常规使用甲硝唑 0.4 克，1 日 3 次；新霉素 1.0 克，1 日 2 次。术前一天使用。不建议三天法肠道准备。

❸ **肠道清洁** 术前 12~24 小时口服复方聚乙二醇电解质散 2000~3000ml，或口服甘露醇法。也有术前 1 天口服泻剂，如蓖麻油、硫酸镁或番泻叶液等。除非疑有肠梗阻，目前临床上较少采用反复清洁灌肠的肠道清洁方法。

大肠癌患者手术前需缓解心理负担

大肠癌患者术前的心理活动是复杂的，精神紧张，思想负担重，并易产生对手术的恐惧心理，特别是低位直肠癌需要切除肛门行腹部结肠造口（人工肛门）的患者，身体形象和功能方式发生重大改变，在毫无准备的情况下，怕受歧视，个别患者甚至产生轻生的念头而不接受手术治疗。面对这种情况，患者应在医护人员的帮助下，调整自己的心情。同时可以同已行手术治疗的患者进行交流，了解手术的过程及手术后恢复过程中的注意事项，减少对癌症的恐惧及对手术的担忧，进一步增强对手术治疗的信心和决心。另外，可组织一些志愿者，帮助这样的患者缓解心理压力。

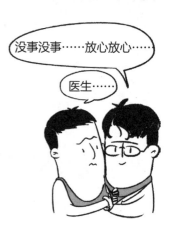

大肠癌合并糖尿病患者的术前准备

糖尿病患者的心、脑、肾并发症发生率明显高于一般人。由于胰岛素相对不足，糖代谢有不同程度的紊乱，手术和麻醉可使血糖升高，加重代谢紊乱。糖尿病患者全身及局部的抗感染能力下降，伤口内细菌易繁殖而引起切口感染。术后尿路感染、切口感染的概率均高于无糖尿病者。

糖尿病患者在术前应充分控制血糖并了解有无心脑等并发症。接受口服降糖药或注射长效胰岛素的患者，需要停用口服药物及长效胰岛素，改用普通胰岛素，并调整胰岛素的用量，使空腹血糖控制在8.3~11.1mmol/L、尿酮体阴性、尿糖 +~++ 之间。术日晨测血糖，并用全日量胰岛素的1/2 皮下注射。全麻患者可发生低血糖，故手术日早晨应静脉滴注葡萄糖替代早饭。

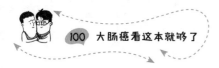

大肠癌合并高血压、冠心病患者的术前准备

大肠癌手术患者合并有高血压、冠心病等疾病时，应在这些疾病控制平稳后才能进行手术。大肠癌患者合并有高血压疾病时，手术风险明显增加。高血压患者对手术和麻醉的耐受性差，处理不当，可导致低血压、心肌缺血、心肌梗死、心律失常、心力衰竭甚至死亡。术前应充分了解患者血压情况，制定合理的治疗方案，选用特异性药物，有效地控制高血压。一般情况下，将收缩压控制在 150mmHg 以下，舒张压控制在 90mmHg 以下。

术前应对心脏病的类型和程度、心功能的代偿情况、麻醉和手术对心功能的影响进行详细的评估。原有心律失常的患者术前应通过药物或放置心脏起搏器控制心率，药物应服用至手术当日。原有心力衰竭的患者，手术时约有 25% 的再发率，发现有病理性杂音时，术前应给适量的强心剂，并于术前 24~48 小时停用，以减少强心药物与麻醉药物之间的相互影响。

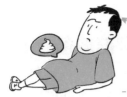

大肠癌术后会复发吗

大肠癌术后为什么会复发

相信有很多人都有这样或那样的疑惑，为什么肿瘤手术切除后会复发？恶性肿瘤细胞是一种不受免疫系统控制，可以无限制生长繁殖的细胞。正是因为这一点，临床需要对恶性肿瘤进行切除，并且希望将所有的肿瘤细胞都清出体内。为了尽可能地减少漏网的肿瘤细胞。肿瘤切除要求切除后的边缘没有肿瘤细胞。但是恶性肿瘤细胞有侵袭性，可以侵犯周围脏器，并且到处"生根发芽"，如大肠癌的细胞可以在肝脏中被发现，这是癌细胞通过血液转移的结果。肿瘤细胞常会生长过快，导致局部营养不足，部分细胞脱落，通过血管和淋巴管转移到别的脏器。

对于手术的医生来说，通常可以直观地看到肿块，但是并不能看到脱落的细胞，所以最后的手术效果还取决于肿瘤的局限程度和转移风险。通常医生会通过 B 超、CT 等影像学检查手段来判断患者肿瘤转移的风险，并据此决定最后的手术方式和辅助治疗手段。一旦发现肿瘤复发或转移，尽早地介入干预仍可延长患者的寿命。

大肠癌的复发类型

大肠癌术后需定期复查，术后第一年每 3 个月复查一次，之后每 3 个月或半年复查一次。

复查的内容包括常规体检、结肠镜、癌胚抗原 CA19-9、影像学检查等。

此外，还要重视术前、术后的辅助治疗，根据患者的病变范围与复发风险，术前进行放化疗，可有效缩小瘤体，尽可能保证癌肿完整切除，减少术后复发。

大肠癌复发包括吻合口复发、会阴部复发、盆腔复发。

吻合口复发

吻合口复发多见于直肠癌。早期的吻合口复发无任何症状，往往依靠术后的定期直肠指检和内镜检查发现。吻合口距肛门较近时，直肠指检可在吻合口或其附近扪及硬结或僵硬区。但无症状的吻合口复发发现的概率很低，多数吻合口复发的患者发现时有便血或黑便的症状，到后期也可表现为腹痛和大便困难等吻合口梗阻的症状。

会阴部复发

早期可无任何不适，随着肿瘤的进展，可出现会阴部的酸胀、坠痛感。体检可在会阴切口瘢痕处或其附近触及肿块，女性患者通过阴道指检也可扪及会阴复发的病灶。复发肿瘤到后期，可压迫后尿道而导致排尿困难，或出现腹股沟转移性淋巴结以及突破会阴皮肤破溃至体表以外。

◆ 盆腔内复发 ◆

　　盆腔内复发是直肠癌术后复发最常见的情况。主要表现为臀部和肛门会阴区的酸胀、坠痛感，以及坐骨神经痛和大腿内侧的放射性疼痛，是由于复发肿瘤侵犯压迫骶丛神经、闭孔神经等引起。

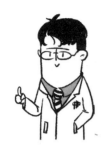

大肠癌术后定期复查很重要

大肠癌作为癌症的一种，也将面临着复发、转移和新发的可能性，定期复查尤为重要，可以达到事半功倍的效果。

肿瘤随访复查的主要目的

（1）早期发现有无复发或转移病灶。有些肿瘤在复发和转移后，若及时进行治疗仍能取得较好的疗效。如大肠癌术后的肝转移等，可再次行手术切除治疗，仍能得到较为满意的效果。

（2）研究、评价、比较各种恶性肿瘤治疗方法的疗效，提供改进综合治疗的依据，及时调整综合治疗方案，如化学治疗药物的调整，以进一步提高疗效。

（3）随访对肿瘤患者有心理治疗和支持的作用。

（4）随访对预防再次发生大肠癌有重要且关键的价值。

（1）肿瘤切除术后有无局部和区域淋巴结复发情况。如大肠癌术后检查腹股沟、锁骨上、腋窝，及影像学检查侧方、肠系膜区域、肺门、纵隔、肝内淋巴结等情况。

（2）肿瘤有无全身转移情况。如，可通过 CT/PET-CT 了解肺部转移情况；通过超声、MRI、CT/PET-CT 观察肝转移；还有很重要的直肠指诊，常可发现盆腔种植性转移；可通过 ECT 骨扫描观察骨转移；可通过颅脑 CT/MRI 观察脑转移。

（3）与肿瘤相关的肿瘤标记物、激素和生化指标检查。如癌胚抗原（CEA）在术后患者的监测复发中具有重要指导意义，且只需要通过抽血检查即可完成，方便快捷。根据指标的变化，尤其是术前指标升高，术后恢复正常，而在随访中又出现逐渐升高的患者，往往提示肿瘤复发。

（4）机体免疫功能测定，以了解患者的免疫状况，如 CD4、CD8 细胞检测等。

大肠癌治疗后的三种转归

❶ 临床治愈　各种治疗清除了机体内所有的癌细胞，患者获得长期生存，即使体内有少量的微小转移灶，也可被机体的免疫系统所杀灭。

❷ 恶化　肿瘤未能控制，继续发展而致死亡。

❸ 转移和复发　经一个缓解期后又出现新的病灶，机体的免疫系统不能清除残留或转移的癌细胞。与大肠癌复发和转移关系最密切的是肿瘤的分期，其次，患者的病理类型对复发和转移也有较大的影响。

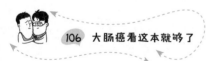

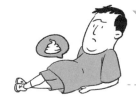

大肠癌的化疗

化疗是化学药物治疗的简称，通过使用化学药物杀灭肿瘤细胞，从而达到治疗恶性肿瘤的目的。化疗是目前治疗癌症最有效的手段之一，和手术、放疗一起并称癌症的三大治疗手段，在大肠癌的综合治疗中发挥重要作用。化疗有别于手术和放疗，手术和放疗属于局部治疗，只能对治疗部位的癌灶发挥作用，对于潜在的转移病灶（癌细胞实际已经发生转移，但因为转移灶较小，以目前的临床检查手段还不能检测到）和已经发生远处转移的癌症就难以发挥治疗作用了。而化疗是一种全身治疗的手段，无论采用什么途径给药（口服、静脉和体腔给药等），化疗药物都会通过血液循环到达全身的绝大部分组织和器官，对肿瘤的原发灶、转移灶都具有治疗作用。

大肠癌的化疗根据给药途径的不同可分为静脉化疗、口服化疗和腹腔化疗药物灌注治疗。针对大肠癌常见的静脉化疗药物主要包括氟尿嘧啶、亚叶酸钙、奥沙利铂和伊立替康，口服化疗的主要药物为卡培他滨。根据患者病情的不同，医生往往会给大肠癌患者制定个体化的治疗方案，多采用静脉或静脉＋口服给药的方式，对于年纪较大、一般情况较差的患者可能采用单纯口服给药的方式。腹腔灌注化疗适合于术中探查发现肿瘤较大，已经穿透肠壁，或腹腔内广泛转移不宜手术切除的患者，在手术主要步骤完成后，可留置几根腹腔灌注专用导管，术中、术后分次将化疗药物灌注于腹腔内以达到治疗目的。

根据治疗目的的不同，大肠癌的化疗可以分为术后辅助化疗、术前新辅助化疗和姑息性化疗。

术后辅助化疗

术后辅助化疗一般指切除了原发癌灶后，可能身体其他部位有癌细胞，为了尽可能杀灭潜在转移的肿瘤细胞，降低复发和转移风险，或为了治疗手术无法切除的部分转移病灶，在手术后进行的化疗。对于大肠癌来说，非早期大肠癌，均建议行术后辅助化疗。这是由于，手术对于已经进入了血液或种植播散于腹腔内的肿瘤细胞鞭长莫及。这部分肿瘤细胞可能尚处于亚临床状态，无法被现有的检测手段发现，经过一段时间的生长，就会形成肿瘤复发或远处转移。一般术后常见的危险因素包括：年龄小，癌症的分化低，局部淋巴结转移，神经或脉管的侵犯等。

术前新辅助化疗

新辅助化疗是在术前进行的化疗，常用于一些肿瘤体积较大、周围淋巴结转移较多，估计肿瘤切除较困难的患者。在根治性手术前先行全身化疗，使病灶缩小，降低分期，以利于手术切除，同时还可以杀灭潜在的转移病灶，降低术后局部复发和远处转移的风险。对于局部中晚期的大肠癌，可以考虑行术前新辅助化疗，使肿瘤缩小降期。对于分期偏晚的低位直肠癌，在新辅助化疗的基础上还常配合放疗，

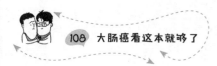

以提高根治性切除率和保肛率，降低术后复发和转移的风险，在延长患者生存时间的同时还能改善其生活质量。

姑息性化疗

当癌症已经进入晚期，出现广泛转移时，现有的医学手段往往无力回天。此时化疗的主要目的在于减缓病情的发展，尽可能延长患者生存时间，提高患者生存质量。

腹腔热灌注化疗

腹腔热灌注治疗是将大容量灌注液或是含有化疗药物的灌注液加热到一定温度，持续循环恒温灌注入患者体腔（腹腔、胸腔、膀胱）内，维持一定的时间，通过热化疗的协同增敏作用和大容量灌注液循环灌注冲刷作用，有效地杀灭和清除体腔内残留癌细胞及微小病灶的一种新的肿瘤辅助治疗方法，可有效地预防和治疗胸腹腔种植转移，尤其是对于并发的恶性胸腹水疗效更佳。

常用的化疗药物有哪些

治疗大肠癌的常用化疗药物包括：5- 氟尿嘧啶（5-FU）、卡培他滨（一种口服制剂，一旦进入体内到达肿瘤部位时，就会变成

5-FU）、伊立替康、奥沙利铂等。

在大多数情况下，如果患者整体健康状况良好，联合使用这些药物中的两种或两种以上，这样疗效更好，当然不良反应也更大。不能耐受的患者使用单药。有时，化疗药物会与靶向治疗药物一起使用。

常用来治疗结肠癌和直肠癌的化疗方案 / 药物如下。

表 1　治疗结肠癌和直肠癌的常用化疗方案 / 药物

化疗方案	包含药物
5-Fu/LV	氟尿嘧啶、亚叶酸钙
卡培他滨	卡培他滨
CAPEOX	卡培他滨、奥沙利铂
FOLFOX	氟尿嘧啶、亚叶酸钙、奥沙利铂
FOLFIRI	氟尿嘧啶、亚叶酸钙、伊立替康
FOLFOXIRI	氟尿嘧啶、亚叶酸钙、奥沙利铂、伊立替康
伊立替康	伊立替康

英文字母含义如下所示。

CAPE（Capecitabine）：卡培他滨（通用名）。

OX（Oxaliplatin）：奥沙利铂。

IRI（Irinotecan）：伊立替康。

FOLF：5-FU/ 氟尿嘧啶（Fluorouracil）和亚叶酸钙（Leucovorin）。

有时大家会看到 XELOX 方案，其中 XEL/Xeloda 希罗达是卡培他滨的商品名。CAPEXOX 方案和 XELOX 方案都是卡培他滨 + 奥沙利铂，其实是一样的。

有时还会看到方案前带 m（modified），指的是改良版本，对药物剂量进行调整。

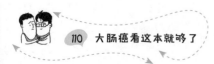

化疗的不良反应

化疗所使用的药物均为细胞毒性药物，在起到杀灭肿瘤细胞作用的同时，也会对正常细胞产生影响，因此化疗药物均有一定的不良反应。化疗药物的特性是针对生长活跃的细胞发挥杀伤作用。人体内骨髓造血干细胞、消化道黏膜、皮肤、子宫内膜和卵巢等器官或组织的细胞新陈代谢较快，也容易受到化疗药物影响，从而产生白细胞低下、恶心、色斑和激素水平紊乱等不良反应。这些不良反应一般表现为累积效应，就是说随着化疗次数和计量的增多，不良反应表现越强烈。但是随着化疗的结束，大多数不良反应会逐渐减轻。常见的化疗不良反应包括以下症状。

◆ 恶心呕吐 ◆

恶心呕吐是化疗最常见的不良反应之一。它会让患者感觉不适和虚弱，严重影响患者的生存质量，而且还会影响患者的治疗信心，严重到患者无法完成足程规范的化疗。从而导致这些患者癌症的复发概率更高，生存期周期更短。针对恶心和呕吐，现在发现提前预防要比出现后治疗恶心和呕吐更容易。所以现在在化疗前常常预防性治疗恶心和呕吐。

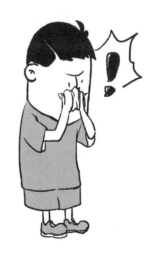

◆ 便秘和腹泻 ◆

便秘、腹泻也是大肠癌化疗患者比较常见的胃肠道不良反应，有的患者以便秘为主，有的以腹泻为主，部分患者可能两种症状交替出现。化疗患者由于体质较虚弱、进食量及活动量减少，以及止吐药的频繁使用，导致肠道蠕动能力减弱，易出现大便干结、排便困难等症状。此时饮食宜清淡易消化，尽量不要挑食，增加食物中的膳食纤维摄入，同时保证足够的饮水量，以利于维持正常的胃肠运动功能。还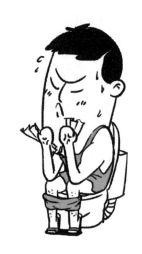可适当多吃蜂蜜、香蕉、酸奶等促进排便的食物。要尽量养成按时排便的习惯，一般可选在早餐或晚餐之后，即使无便意也可尝试排便。排便时要集中注意力，不要看报纸、玩手机等，养成良好排便习惯。

◆ 白细胞减少症 ◆

化疗药物除了杀伤癌细胞外，对正常细胞也有杀伤作用，尤其表现在化疗后白细胞会突然减少，造成患者抵抗感染的能力降低。白细胞作为人体卫士，能抵抗外来细菌的侵犯。当白细胞低下，就会造成患者的身体失去屏障，一些本身寄生在人体内，平常不会导致感染的细菌，也会繁殖增多，导致感染，包括口腔、呼吸道，甚至生殖器官的正常细菌感染。

· 出血 ·

很多患者在化疗之后会出现牙龈出血、口腔出血等情况，或者皮肤损伤，止血变慢，出现凝血问题。这是因为化疗的药物会伤害脊髓，使脊髓生成血小板的能力下降，血小板在体内含量降低，进而影响患者的凝血功能。所以在化疗间期，医生会让患者复查血常规和肝功能，观察白细胞、血小板和转氨酶的变化，一旦出现异常，应该及时予以对症治疗。

· 营养不良 ·

化疗会使患者的红细胞减少，造成贫血。有些化疗患者通常颜面苍白，浑身无力，感到头晕眼花。而且化疗常常影响肠胃功能，导致肠胃吸收营养的功能减弱，不能更好地吸收所吃进的东西，进一步加重了身体的营养不良。

· 损伤肝脏 ·

肝脏是人体的解毒代谢器官，服用的药物大部分要通过肝脏进行分解。化疗的药物大多对身体有损伤，通过肝脏吸收化疗药物的话，就会使肝脏受到损伤。此外，一些患者为了治疗癌症，大把大把地吃药，导致药物滥用，也会进一步加重肝脏的损伤。

◆ 静脉炎 ◆

化疗性静脉炎是患者的静脉受到化疗药物的刺激而引起的炎症。外周静脉血管本身就比较细长，血液流速比较慢，直接在外周静脉注射化疗药物，化疗药物与血管接触时间会比较长，使得静脉血管不断受到化疗药物的刺激，可引起静脉炎。主要表现为静脉局部的疼痛、发红、肿胀，有时可见静脉栓塞和沿静脉分布的皮肤色素沉着，沿着静脉的走行方向可触及痛性索状硬条或串珠样结节等。化疗性静脉炎重在预防，经济承受能力较强的患者可考虑通过放置外周中心静脉导管或静脉输液港（经外周静脉置入的中心静脉导管）来减少静脉炎的风险。中心静脉导管直接插入上腔静脉，通过其输注的化疗药物可以直接进入大血管，较快的血流速度可以迅速稀释药物，引起静脉炎的可能性就大为降低了。接受化疗的患者一旦出现静脉炎的症状，应及时到医院就诊，寻求医护人员的帮助。

◆ 手足综合征 ◆

手足综合征是化疗药物的皮肤毒性引起的一种进行性加重的皮肤病变，常见于手掌－足底，手较足更易受累。首发症状为手掌和足底皮肤瘙痒，手掌、指尖和足底充血；继而出现指/趾末端疼痛感，手/足皮肤红斑、紧张感，感觉迟钝、麻木，皮肤粗糙、皲裂等表现，少数患者可有手指皮肤切指样破损，出现水疱、脱屑、脱皮、渗出，甚至溃烂，并可能继发感染。大肠癌化疗中，手足综合征常见于使用卡培他滨或持续灌注氟尿嘧啶的患者。手足综合征依据症状程度的不同分为3级。

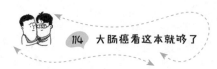

Ⅰ级：仅表现为手/足感觉异常且不影响正常活动。

Ⅱ级：表现为手/足的疼痛性红斑和肿胀，影响患者日常活动。

Ⅲ级：表现为手/足湿性脱屑、溃疡、水疱或严重的疼痛，使患者不能工作或进行日常活动。

大多数患者只出现Ⅰ级症状，部分为Ⅱ级症状，Ⅲ级症状极少见。手足综合征的常见处理方式如下。

尽量避免手部/足部的摩擦和接触高温物品，如穿较宽松、有减震功能的鞋。

避免体力劳动和较激烈的运动。

避免阳光曝晒。

避免手/足接触过热的水，并涂抹维生素E霜或凡士林乳膏以保湿。

Ⅰ级的手足综合征患者可在采取上述措施的同时，继续维持原来用药剂量。Ⅱ-Ⅲ级的手足综合征患者则需要停药并及时就医，等毒性反应降低为Ⅰ级或恢复正常后再恢复正常用药剂量。

◆ 神经毒性 ◆

神经系统毒性反应在大肠癌患者使用奥沙利铂时比较常见，其特点为剂量相关性、蓄积性和可逆性，主要表现为感觉迟钝、感觉异常，遇冷症状加重，偶见可逆性急性咽喉感觉异常。这些症状在化疗间歇期会减轻，但随着治疗周期的增加，症状一般会逐渐加重，且与奥沙利铂的使用剂量呈明显相关性。因使用奥沙利铂时低温刺激可能诱发喉痉挛引起窒息，故用药期间不得食用冰冷食物或用冰水漱口。

轻度的神经毒性：一般无需特殊处理，注意避免冷水等低温刺激。

中度的神经毒性：可以采用止疼药、营养神经药物来减轻症状。

重度的神经毒性：应考虑减少用药剂量或停药。

多数患者治疗完成半年后，神经毒性症状可完全消失。

大肠癌化疗除了上述不良反应外，还有引起肝肾功能异常、心脏毒性、免疫力低下、性功能下降等不良反应的可能，但相对少见。此外，大肠癌化疗患者较少出现脱发的现象，女性患者不必太过担心。

大肠癌术后辅助化疗什么时候开始

辅助化疗可以显著降低大肠癌患者术后复发率和转移率，但目前指南中并未明确指出术后辅助化疗的具体开始时间。临床研究发现，辅助化疗开始时间与手术切除肿瘤的时间间隔越长，大肠癌患者的生存率越低。故在患者身体条件允许的前提下，应尽早开始术后辅助化疗，一般可在术后 3 周左右进行，最迟不应晚于术后 2 个月。

大肠癌术后需要化疗多长时间

临床研究表明，大肠癌术后 6 个月的辅助化疗疗效与 12 个月辅助化疗无显著差异，且不良反应更小。故推荐原发灶切除术后常规进行 6 个月的辅助化疗。大型临床研究发现，$T_{1-3}N_1$ 的 Ⅲ 期大肠癌患者，可以采用 CAPOX 方案 3 个月化疗。对于 T_4 或 N_2 期的大肠癌患者行辅助化疗，应完成 6 个月化疗疗程。

因此在临床实践中，如果选择 FOLFOX 方案化疗，所有 Ⅲ 期大肠癌患者应行 6 个月化疗。如果给予 CAPOX 化疗，$T_{1-3}N_1$ 的 Ⅲ 期大肠癌患者可行 3 个月的化疗，而 T_4 或 N_2 期的大肠癌患者仍推荐 6 个月化疗。

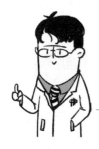

大肠癌的放疗

　　放射治疗是利用放射线治疗肿瘤的一种局部治疗方法。经放射性同位素产生的 α、β、γ 射线，以及各类 X 射线治疗机或加速器产生的 X 射线、电子线、质子束及其他粒子束等，经过仪器精准定位后，照射于肿瘤所在部位，以达到杀灭肿瘤细胞的目的。在大肠癌的综合治疗中，放疗一般被用治直肠癌，尤其是低位直肠癌的辅助治疗，可分为术后辅助放疗和术前新辅助放疗。

术后辅助放疗

　　对于距肛门 12 厘米以内的直肠癌，如果肿瘤较大（T_3~T_4 期），或合并区域淋巴结转移，或术中怀疑局部肿瘤有残留可能，均建议在术后辅助化疗的同时加做辅助放疗。

术前新辅助放疗

　　术前新辅助放疗是指对于一些肿瘤体积较大、伴有周围淋巴结转移或者估计手术切除较为困难的局部中晚期直肠癌患者，通过在手术前给予放射治疗，使肿瘤细胞坏死、体积缩小，降低肿瘤分期，以提

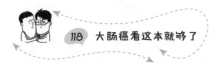

高手术切除的根治度和保肛率，从而降低局部复发和远处转移的风险，并最终延长患者的生存时间，改善生活质量。

根据术前新辅助放疗持续时间的长短，可以将其分为短程放疗和长程放疗。

短程放疗一般做 5 次，总剂量为 25 戈瑞（Gy），疗程结束后休息 1 周左右即行手术。

长程放疗一般做 25 次，总剂量 45~50Gy，疗程结束后休息 4~6 周再行手术。

相较于术后放疗，术前放疗能够使肿瘤组织出现不同程度的坏死、纤维化等改变，同时降低肿瘤细胞的活性，减少手术过程中由于不可避免的挤压肿瘤引起的癌细胞脱落，且使脱落的癌细胞存活能力显著下降，减少术后复发和转移的可能性。少数患者甚至在术后病检中发现肿瘤形态基本消失，癌灶及周围淋巴结中肿瘤细胞全部坏死，达到完全缓解的效果。

术前新辅助放疗也存在一定风险。对于放疗不敏感的直肠癌，行术前新辅助放疗可能延误治疗时机，导致肿瘤进一步进展，甚至失去手术机会。做完放疗后组织水肿明显，正常的组织层次结构消失，增加手术难度，且术后出现吻合口愈合不良或会阴部伤口感染的风险明显升高。不过总体来说，术前新辅助放疗对于局部进展期的肠癌患者还是显著有益的。

放疗的不良反应

放疗是通过放射线照射病灶部位以杀灭肿瘤细胞的局部治疗方式，在放疗过程中，不可避免地会对照射范围内的正常组织产生损伤，带来一些不良反应。直肠癌放疗中较为常见的不良反应主要是放射性皮炎、放射性肠炎、放射性膀胱炎等。

◆ 放射性皮炎 ◆

放射性皮炎是由于放射线（主要是 β、γ 射线及 X 线）照射皮肤或黏膜引起的局部炎症性损害。各种类型的电离辐射均可使皮肤产生不同程度的反应，它们对生物组织损伤的病理过程是一致的，即细胞核吸收了辐射能，导致可逆或不可逆的 DNA 损伤，由此引起细胞基因改变，导致一系列皮肤反应和损伤。急性放射性皮炎多由于一次或多次大剂量放射线照射引起，部分敏感者即使剂量不大也可以发病。潜伏期因放疗的剂量和患者的个体差异而长短不定，一般为 1~3 周左右。

急性放射性皮炎按照症状程度的不同，可分为三度。

> Ⅰ度：初为鲜红，以后呈暗红色斑，或有轻度水肿。自觉灼热与瘙痒。3~6 周后出现脱屑及色素沉着。
>
> Ⅱ度：显著急性炎症水肿性红斑，皮肤表面紧张有光泽，有水疱形成，疱破后形成糜烂面。自觉灼热或疼痛。经 1~3 月痊愈，留有色素沉着、色素脱失、毛细血管扩张和皮肤萎缩等。
>
> Ⅲ度：红斑水肿后迅速出现组织坏死，以后形成顽固性溃

病。溃疡深度不定，一般可穿通皮肤及肌肉，甚至深达骨骼。溃疡底面有污秽的黄白色坏死组织块，疼痛明显。创面很难愈合，愈后形成萎缩性瘢痕、色素沉着、色素脱失和毛细血管扩张。

其中，Ⅱ、Ⅲ度放射性皮炎可伴有明显的全身症状，严重者可危及生命。放疗时应控制好剂量，密切观察，一旦出现放射性皮炎表现应立即暂停放疗，局部给予对症处理。

◆ 放射性肠炎 ◆

放射性肠炎是盆腔、腹腔、腹膜后恶性肿瘤经放射治疗引起的肠道并发症。根据肠道遭受辐射剂量的大小、时间的长短、发病的缓急，一般将放射性肠炎分为急性和慢性两种。在急性期，肠黏膜细胞更新受到抑制，小动脉壁肿胀、闭塞，引起肠壁缺血，黏膜糜烂出血，进而引起腹胀、腹痛、腹泻、大便次数增多和黏液脓血便等表现。部分患者急性期的症状迁延不愈，或直至放疗结束 6 个月至数年后仍有明显症状，提示病变迁延慢性化，终将引起纤维化或狭窄，可形成腹腔内脓肿、瘘管和肠粘连等。

放射性肠炎急性期应卧床休息，饮食以无刺激、易消化、营养丰富、少食多餐为原则，限制纤维素摄入。症状较重者应暂停放疗。腹泻严重者可采用静脉营养。后期出现肠狭窄、梗阻、肠瘘等严重并发症时，多需要外科手术治疗。

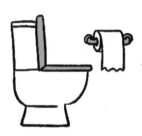

◆ 放射性膀胱炎 ◆

直肠癌的放疗中，膀胱不可避免地会受到放射线的影响。虽然膀胱黏膜对放射线的敏感性低于肠黏膜，但经大剂量照射后，不同程度的放射性膀胱炎仍属难免。放射性膀胱炎主要表现为放射线引起的血管损伤、小血管闭塞、黏膜充血水肿以致形成溃疡，周围有明显水肿，常合并感染、出血。根据症状的程度不同，可分为三度。

> 轻度：仅有轻度的尿急、尿频、尿痛等膀胱刺激症状，膀胱黏膜充血水肿。
>
> 中度：除尿频、尿急、尿痛外，尚有膀胱黏膜毛细血管扩张性血尿，可反复发作。
>
> 重度：膀胱阴道瘘形成。

对于轻、中度急性放射性膀胱炎，主要采用保守疗法，如抗生素消炎、膀胱冲洗、止血及对症治疗，以缓解膀胱刺激症状。慢性期如发生膀胱容量减少、膀胱壁硬化、尿路狭窄等，可导致肾积水，严重者可引起肾功能衰竭，需要考虑手术治疗。

放疗还可引起放射性骨髓炎、骨质疏松、骨骼畸形等其他不良反应。放射线杀灭肿瘤细胞后导致肿瘤组织崩解，坏死组织吸收也可引起一定的全身反应，如发热、乏力、恶心呕吐、食欲减退等，但这些反应在直肠癌的放疗中一般较为轻微，常无需特殊处理。

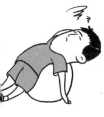

大肠癌的分子靶向治疗

　　分子靶向治疗是在细胞分子水平上，针对已经明确的肿瘤细胞致癌位点，设计相应的治疗药物，药物进入体内后会将肿瘤细胞的特异性致癌位点当做靶点相结合，发挥更强的抗肿瘤活性，同时减少对正常细胞的不良反应。可以把它理解为一个精确制导的"生物导弹"，进入体内后会寻找带有标靶的肿瘤细胞进行特异性的攻击，不同于传统的化疗药物对于肿瘤细胞和正常细胞进行的无差别攻击，靶向药物能够真正做到有的放矢。

　　大肠癌常用的靶向药物有靶向血管形成药物和靶向表皮生长因子受体药物两类。

　　❶ **靶向血管形成药物**　靶向血管形成药物可以抑制血管内皮生长因子（VEGF）的功能，减少肿瘤形成新血管（这些血管可以帮助肿瘤更多的获得生长所需的营养），从而让肿瘤"饿死"。大肠癌最常用的靶向血管形成药物是贝伐珠单抗。每2或3周通过静脉输注，大多数情况下与化疗一起使用。当与化疗结合使用时，这些药物可能有助于改善晚期大肠癌患者的生存质量。

　　❷ **靶向表皮生长因子受体药物**　表皮生长因子受体（EGFR）是一种帮助癌细胞生长的蛋白质，在癌细胞表面经常有很多这种物质。靶向药物和这种蛋白质结合后，会遏制肿瘤细胞生长，从而发挥抗癌作用。用于大肠癌治疗最常见的靶向表皮生长因子受体药物是西妥昔单抗。通过静脉输注，1周1次或每隔1周1次。

在使用这些药物时，要先做 KRAS、NRAS 或 BRAF 基因检测，检测结果分为野生型和突变型两类。对于晚期的右半大肠癌，无论检查结果是什么，推荐化疗结合贝伐珠单抗的方案。对于晚期左半大肠癌（包括直肠癌），如果基因检测为野生型，推荐化疗结合西妥昔单抗；检测结果为突变型，推荐化疗结合贝伐珠单抗。总体而言，基因检测为野生型的，接受靶向治疗的效果优于突变型。西妥昔单抗对于突变型的大肠癌基本不起作用。

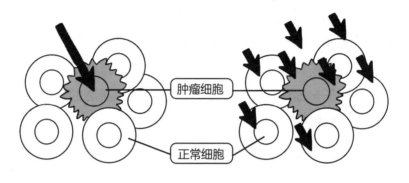

肿瘤细胞

正常细胞

分子靶向药的作用　　　　　　抗癌剂的作用

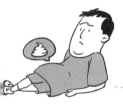

大肠癌的免疫治疗

对人类而言，人体通过免疫功能来识别"自己"和"非己"成分[包括进入人体的抗原物质（如病菌等），或人体本身所产生的损伤细胞和肿瘤细胞等]，将"非己"成分破坏、排斥出机体，同时保证对"自己"成分的辨识，不产生杀伤作用。这是维持人体健康的重要机能。它包括识别、应答、杀伤三个步骤。而肿瘤细胞往往具备一些伪装能力，或者逃脱机制，避免免疫细胞对其杀伤。

免疫系统的一个重要功能是阻止自身攻击身体的正常细胞。癌症细胞可以影响免疫细胞上的免疫检查点发出的信号，从而削弱免疫反应，进而逃脱免疫系统的追捕。通过加强免疫反应进而杀死癌症细胞的治疗被称为免疫治疗。

检查点抑制剂的药物可以用于大肠癌细胞检测出特定基因变化呈阳性的患者，比如高水平的微卫星不稳定性（MSI-H），或者一个错配修复（MMR）基因的变化。这些药物对于化疗不能控制、手术不能切除、治疗后癌症复发或转移扩散的患者效果突出。

程序性死亡蛋白 -1（PD-1）抑制剂是针对 PD-1 的药物。PD-1是免疫系统 T 细胞上的蛋白质，可以阻止这些免疫细胞攻击体内的其他细胞。通过阻断 PD-1，可以增强对癌细胞的免疫反应。每 2 或 3周静脉输注一次。

细胞毒性 T 淋巴细胞相关抗原 4（CTLA-4）抑制剂是另一种增

强免疫反应的药物，但有不同的靶点。它能阻断 T 细胞上的另一种蛋白 CTLA-4，促进 T 细胞发挥功能，可以与纳武尤利单抗一起用于治疗大肠癌。采用静脉注射，通常每 3 周 1 次。

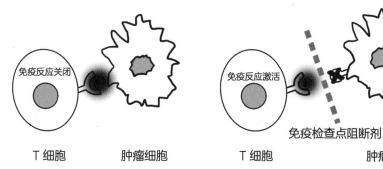

免疫反应关闭

T 细胞　　　　　肿瘤细胞

肿瘤细胞利用人体免疫抑制机制逃过杀伤

免疫反应激活

免疫检查点阻断剂

T 细胞　　　　　肿瘤细胞

免疫检查点阻断剂使 T 细胞的免疫反应激活，杀伤肿瘤细胞

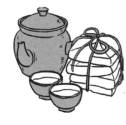

中医药治疗大肠癌

在古典医籍中并无大肠癌病名的记载，但相关论述散在于多种病证范畴内，如"肠覃""肠风""脏毒""下痢"等。《灵枢·水胀》篇中描述"肠覃"为"寒气客于肠外，与卫气相搏，气不得荣，因有所系，癖而内著，恶气乃起，瘜肉乃生"，认为肠覃形成的主要机理乃脏腑功能失调，卫气失常，寒邪入侵，客于肠外，寒邪与卫气相搏，致使肠道气血积滞、湿毒秽积，久之恶气起而息肉生。而现代中医则认为肠癌的发病病因为癌毒发于内，瘀结于肠腑，常与湿邪、痰浊、叛血等病邪互结，导致脏腑通降失常，且人体正气消亡，无力抵御癌毒的攻击所致。本病病位虽在大肠，但发病与脾、肾关系密切。以正气不足为其本，以热毒、湿邪、瘀滞为其标，常因虚致实，实而虚益，形成一个恶性循环。所以大肠癌是一种本虚标实的疾病，其发病不是单一因素造成的，而是多种因素共同作用的结果，治疗要辨明虚实。

中医药治疗大肠癌的方式有哪些

现阶段对于大肠癌的治疗仍以西医为主（包括外科手术治疗、放疗、化疗、分子靶向治疗、免疫治疗等），但是中医药疗法（包括中药煎剂口服、中成药、中药灌肠疗法、针灸疗法等具有中医药特色的治疗方法）在大肠癌保守治疗、术后调护、放化疗并发症预防处理、预防肿瘤复发转移等方面具有不容忽视的优势。

◆ 中药煎剂口服 ◆

辨证论治是中医最具特色的学术精髓，是中医认识疾病和治疗疾病的基本原则，是中国传统医学对疾病的一种特殊的研究和处理方法，又称辨证施治。其突出了"以人为本"的理念，强调了"个体化方案"的中医临床诊疗思路。众多医家都强调大肠癌的基本治疗原则是扶正固本和祛除邪毒，且应贯穿于疾病治疗过程的始终。临床上需根据患者的具体症状和体征，把握病情的虚实真假。临床用药以益气健脾、滋阴补肾为主，同时还要兼顾清热解毒、活血化瘀、祛湿和胃，并把天、地、人等因素应用到用药谴方中，天人合一，提高药物的疗效。

◆ 中成药 ◆

随着现代中药药理研究的不断深入，除了传统的中药煎剂口服外，各种剂型的中成药层出不穷，如中成药胶囊、中成药注射液、外用中成药药膏等。根据患者的具体症状和体征，遵循中医辨证论治的基本原则，选用一些最为合适的中成药可以提高大肠癌的治疗效果，改善患者的生存质量。我国市场上常见的抗大肠癌中成药如华蟾素注射液、平消胶囊、复方苦参注射液、艾迪注射液等，对大肠癌的治疗有着一定的功效。

◆ 中药灌肠疗法 ◆

中药灌肠疗法是中医药特色疗法之一，具有洗涤肠中秽浊、攻下邪毒、直达病所等优势。中药灌肠疗法是让中药直接作用于肠黏膜，使得药物的代谢不经过肝脏，浓度较口服给药途径较高，即使是在癌症病变过程中肠黏膜吸收药物的功能仍不受影响，对于癌症晚期无法进行手术治疗或伴有肠梗阻而不能口服药物治疗的患者是一个有效的替代方案。

◆ 针灸疗法 ◆

针灸疗法是针刺治疗与艾灸治疗的统称，作为祖国传统医学中的一种特色疗法，可缓解大肠癌术后恶心、呕吐、腹胀腹泻、食欲不振等不良反应，并有预防并发症等作用。

中医药如何辅助治疗大肠癌

中医药辅助治疗适用于大肠癌手术恢复期、放射治疗、化学治疗期间的患者，具有明显降低肿瘤的复发转移率，减轻手术和放射治疗、化学治疗等治疗手段引起的并发症和不良反应，提高患者生存质量，延长患者生存期等优势。而且中医药辅助治疗对人体脏器损害小，还可以降低患者治疗费用。

❖ 大肠癌手术恢复期 ❖

中医认为，大肠癌患者多脾肾亏虚，治疗多用益气扶正、调理脾胃、健脾益肾的中药。手术治疗耗气伤血，损伤人体正气，造成人体免疫力低下，引发术后并发症。中医药辅助治疗可提高患者对手术的耐受性，缓解手术带来的不良反应，促进机体恢复，降低术后肿瘤的复发转移率，改善临床症状，延长患者生存周期。

❖ 大肠癌放化疗期间 ❖

提高免疫在抗肿瘤过程中是必不可少的，特别是对于晚期大肠癌患者，自身的免疫功能也是抗击肿瘤的一面强而有效的盾牌，中医药辅助治疗在提高患者免疫力方面有很好的疗效。

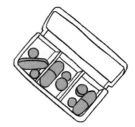

放疗和化疗是中晚期患者重要的治疗手段，但这种治疗方法在抑制、杀死癌细胞的同时也会对正常细胞有很大的伤害，大伤元气，身体虚弱和高龄患者往往难以承受，而中医药辅助治疗弥补了放化疗的不足之处，中医中药治疗在抑制、杀死癌细胞的同时，也保护了正常细胞，增强了机体的免疫功能。除此之外，中医药辅助治疗还起到减毒增效、减少并发症、降低不良反应的作用。

临床上常用的配合放化疗治疗大肠癌的中药有贞芪扶正胶囊、乌苯美司胶囊等，都能够补气养血、健脾益肾，促进白细胞生成，治疗白细胞、红细胞、血小板减少症，增强机体免疫能力，而且同时能够降低放化疗的不良反应，使治疗顺利进行，增强治疗效果。

◆ 大肠癌晚期 ◆

大肠癌晚期患者多存在不同部位疼痛、出血、胃肠道吸收障碍、胃肠功能紊乱等症状，内服中西药往往收效甚微。此时可采用灌肠、针灸、外敷、外熨、沐足等多种方法促进六腑气机的通畅，达内

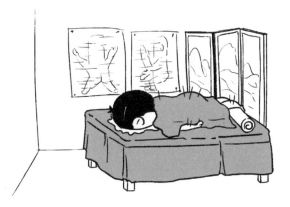

病外治之效。如肠达顺灌肠液，由大血藤、苦参、败酱草等中药制成，具有清热利湿、解毒化瘀之功效，对下坠和便血症状的改善效果最为明显。也有学者应用东亚钳蝎毒灌肠治疗大肠癌，治疗后肿瘤细胞的DNA指数较治疗前明显下降。

针灸治疗可取穴中脘、内关、足三里，便秘、腹泻配天枢、上巨虚、阴陵泉，恶心配下脘、公孙，食欲欠佳配脾俞、胃俞，可促进胃肠道功能和身体功能恢复。针灸治疗术后肠梗阻，主穴取足三里、阴陵泉、上巨虚，配穴取内关、血海、地机、行间、三阴交、太溪，最后施回旋灸法，灸神阙、足三里，可有效缓解手术后肠梗阻等不适症状。

中医药贯穿于大肠癌治疗的各个阶段，并与现代医学治疗方法相结合，发挥互补优势，达到更明显的治疗效果。在辅助治疗大肠癌中，中医药具有一定的运用价值和研究价值，并且在目前的研究中取得了卓越的成绩。但目前中医药治疗大肠癌的认识及运用还存在着不足，缺乏高质量的证据研究。期待着中医药在治疗大肠癌的临床运用中能发挥出更大的作用。

中医药在治疗大肠癌中的作用

研究显示，中医药可以抑制大肠癌细胞增殖、阻滞细胞周期、促进细胞凋亡和细胞衰老、逆转耐药性、抑制血管新生与转移，从而抑制大肠癌肿瘤生长和转移。同时中医药辅助治疗大肠癌可以改善患者临床证候和生活质量、改善免疫功能，与化疗等现代治疗联用可达到增效减毒的作用，延长患者生存时间。以下列举了部分临床常用药物。

◆ 单药中成药制剂 ◆

如华蟾素制剂，取自物中华大蟾蜍或黑眶蟾蜍等，对大肠癌细胞具有细胞毒作用和增殖抑制作用，增强化疗对大肠癌的敏感性，抑制肿瘤组织血管新生；鸦胆子制剂取自苦木科植物鸦胆子的干燥成熟果实，可以抑制细胞自噬，促进大肠癌细胞凋亡，联合化疗能提高疗效，改善生活质量，降低不良反应发生率。

◆ 复方中成药制剂 ◆

如艾迪注射液、复方斑蝥胶囊的主要祛邪中药为斑蝥，为芫青科昆虫南方大斑蝥或黄黑小斑蝥的全体，其主要成分为斑蝥素和去甲斑蝥素。

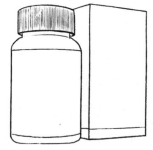

艾迪注射液处方包括斑蝥、人参、黄芪、刺五加，具有清热解毒、消瘀散结功效，联合化疗治疗大肠癌能明显提高临床疗效，改善生活质量，增强抗肿瘤免疫应答，提高 T 细胞

亚群、免疫球蛋白，降低肿瘤标志物，降低肿瘤负荷，抑制肿瘤干细胞特性，减少化疗不良反应。

复方斑蝥胶囊由斑蝥、半枝莲、莪术、熊胆粉、三棱、人参、刺五加、山茱萸、黄芪、女贞子、甘草组成，具有破血消瘀、攻毒蚀疮的功效，联合化疗能提高临床疗效，明显提高客观缓解率和疾病控制率，延长生存期，提高免疫球蛋白，降低腹泻腹痛、恶心呕吐、白细胞计数下降、周围神经病变及皮疹的不良反应发生率。

◆ 临床验方 ◆

如肠复方是湖南省肿瘤医院治疗大肠癌的经验方，由黄芪、白术、陈皮、麦芽、鸡内金、薏苡仁、香附、郁金、莪术、地鳖虫、半枝莲、白花蛇舌草、壁虎、甘草等组成，具有健脾益气、理气活血、燥湿解毒的功效。实验研究显示，肠复方可以抑制大肠癌细胞增殖，诱导细胞凋亡，抑制肿瘤生长和转移，治疗晚期转移性大肠癌能够有效改善患者症状，提高生存质量，控制瘤体增长，调节免疫及延长患者的中位生存期，提高患者的生存率。

肠复康是成都中医药大学附属医院刘碧清教授在长期大量的临床实践中总结自拟的经验处方，由鸦胆子、喜树果、红藤、党参等组成，可抑制大肠癌生长，改善临床证候，提高患者生活质量，改善免疫功能。

治疗肠癌的中药药方

中医治疗是肠癌治疗的一个有效方式，早期正气尚存时以清热利湿活血、化瘀解毒、祛痰通结为主，后期正气虚衰时，以扶正为主，治以健脾补肾、滋肾养肝、益气养血，佐以行气散结，解毒止血。下面介绍几个治疗肠癌的中药药方。

知柏四物汤：当归12克，川芎6克，白芍、熟地黄各15克，知母、黄柏、天花粉各10克，甘草3克。水煎服。主治肠癌阴虚肾亏，湿热下注者，有滋阴除湿之效。

经验方1：夏枯草15克，金银花30克，蒲公英15克，蛇蜕3克，紫花地丁、防风、白头翁各15克。水煎服。主治肠癌便血者。

经验方2：黄蜂蜡30克，乳香、没药各120克，白矾180克，黄药子120克。为末，蜡丸桐子大，每次10粒，每日3次。主治大肠癌。

经验方3：人参30克，红藤45克，白花蛇舌草30克，夏枯草15克，海藻12克，木香9克，瓜蒌仁15克，铁树叶45克，贯众炭30克。水煎服。主治直肠癌。

经验方4：白头翁12克，乌梅9克，薏苡仁12克，槐角炭15克，生牡蛎12克，地榆炭42克，当归、槟榔各9克，生地黄15克，醋升麻1.5克，谷芽15克，秦皮12克，蒲公英30克，木香6克，甘草3克。为末蜜丸，每服6克，每日2次。主治直肠癌下坠脓血，气虚下陷者。

经验方5：黄毛耳草、薏苡仁、白茅根各30克，槐角炭、生牡蛎各15克，地榆炭30克，当归15克，川连10克。水煎服。主治直肠癌。

经验方6：金银花、槐角、当归尾各12克，皂角刺、桃仁泥各10克，白头翁15克，炮山甲6克，草决明15克，川黄连、枳壳各10克，地榆30克，槟榔10克，当归12克，乌梅、白芷、天花粉、赤

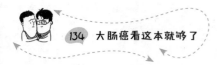

芍、阿胶各10克，生地黄15克，红花6克，元明粉、川大黄各10克，甘草3克。水煎服。主治实证肠癌，凉血解毒，泄下活瘀。

经验方7：白花蛇舌草、白英、龙葵、蒲公英、槐角、败酱草、半枝莲、忍冬藤各30克，地榆15克。便血，加槐花炭、侧柏炭各20克；里急后重、下腹痛，加木香、黄连、赤芍各15克；大便不通，加大黄、皂角子、瓜蒌仁；腹痛，加乌药、厚朴。水煎服。主治大肠癌。

经验方8：党参9克，八月札、炮穿山甲各15克，红藤、败酱草、丹参、白英、木馒头、生牡蛎、乌蔹莓、瓜蒌仁（打）各30克，生枳实、地榆炭各12克。水煎服。主治大肠癌。

经验方9：槐花20克，蛇蜕12克，肿节风、败酱草、白花蛇舌草各30克。共为末，每次10克，1日3次，蜂蜜水冲服。主治大肠癌。

经验方10：取菝葜的根状茎洗净切片、晾干，将干品450克浸入3000ml水中1小时，连同浸液文火煎3小时，去渣，加猪肉50~100克，再煎1小时，得浓煎液2小碗（约500ml），于1天内多次饮服。主治大肠癌。

经验方11：紫草根60克，金银花、土茯苓、陈皮各30克。煎2次，1日3次分服。主治大肠癌。

经验方12：黄连根40克，黄柏、黄芩根、葱白各12克，紫草皮60克。共捣烂，水煎2次，1日3次服。

经验方13：苦参9克，煅牡蛎、生熟薏苡仁各24克，紫参、生地黄、地榆各12克，土茯苓

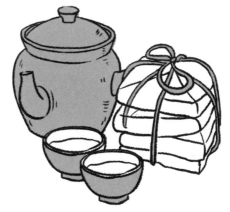

14克。水煎，每日2次服用。主治大肠癌。

经验方14：藤梨根、土茯苓、白茅根各30克，七叶一枝花12克，生熟薏苡仁各24克，槐花9克。水煎2次，分早、中、晚3次服。主治大肠癌。

经验方15：当归9克，槐花6克，地榆、生黄芪、茯苓、紫草根各12克，天龙2条。水煎服，加三七粉2克，分2次吞服。主治大肠癌。

第六章

日常调养很重要

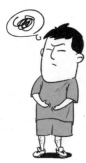

大肠癌的三级预防体系

世界卫生组织对于恶性肿瘤提倡三级预防，即在恶性肿瘤诊疗过程中，采取的预防措施和诊疗措施。

一级预防

一级预防又称为病因预防，指通过消除肿瘤的危险性因素或避免接触致癌物来预防肿瘤的发生。对于大肠癌而言，生活危险因素包括高脂低纤维饮食、缺乏锻炼、肥胖、烟酒摄入等。因此为了预防大肠癌的发生，应该改变不良生活习惯。

二级预防

二级预防是指三早预防，也就是早发现、早诊断、早治疗。研究证明，90% 以上的大肠癌都是从息肉发展而来。从一个小息肉开始，到发生癌变，一般需要 10 年，在多种促癌基因突变和抑癌基因丢失的共同影响下才会发生。而绝大多数息肉和早期癌症并没有显著的症状时，因此对于有可能罹患大肠癌的高危人群，应该定期进行粪便和肠镜检查。美国癌症协会已经将大肠癌筛查的起始年龄从 50 岁提前到了

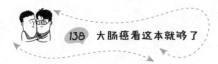

45 岁。《中国结直肠肿瘤早诊筛查策略专家共识》建议 40~74 岁一般人群接受筛查，尤其是城市人群。公众和临床医生提高对大肠癌的警惕意识也有助于早期诊断。如发生出血、排便习惯改变、体重减轻或肚子疼等"警报"症状，都应当尽快接受检查。在欧美，由于健康体检的普及，大肠癌的发病率得到有效控制。

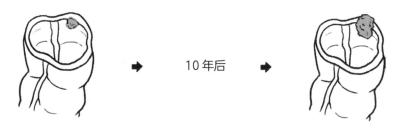

10 年后

三级预防

三级预防是指通过临床诊疗，使得部分中晚期肿瘤患者获得较好的治疗，改善患者的生活质量，解除其痛苦，促进其康复。大肠癌的三级预防以术后康复综合治疗、体能支持、无痛治疗以及临终关怀等为主要措施。其核心是在提高患者生活质量的前提下，尽可能地延长患者生命。

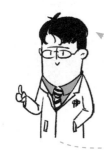

哪些人群需要格外注意大肠癌

目前大肠癌的发病率在我国恶性肿瘤中名列前茅，并且呈现逐年上升的趋势，而且大肠癌有明显的易感性，即存在高危人群。那么有哪些人群属于大肠癌的高危人群呢？下面就来为大家一一阐述哪些人群尤其需要注意大肠癌。

中老年人群

大部分中老年人群本身就是恶性肿瘤的高危人群，而 50 岁以上的中老年人随着年龄的增长，相对于其他恶性肿瘤，大肠癌的发病率提升的尤为明显。由于大肠癌的症状较为隐匿，早期可能仅有排便习惯和排便性状的变化，中老年人群可能认为是随着年龄增长而出现的正常现象，或因为一些家庭因素疏于关注或延迟就诊时间，导致当出现腹胀腹痛或便血、排便困难等症状再至医院就诊时，已经是中晚期的大肠癌了。所以说，为了尽早发现大肠癌，中老年人群应尤其注意自己排便习惯和大便性状的变化，及时就诊，把大肠癌扼杀在摇篮中。

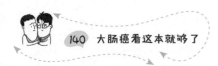

有不良饮食习惯的人群

随着社会发展的进步，各种外卖广告和外卖平台如雨后春笋一般铺天盖地而来，高热量、高蛋白和高脂肪的饮食在各个人群，尤其是上班族中均出现了广泛普及。这些喜欢"重口味"饮食的人群中午可能刚吃过麻辣香锅，晚上成群结伴去吃顿火锅，夜里还要叫个外卖，来点烧烤。此类喜欢不健康饮食的人群由于进食时间不规律、刺激性食物食用过多、纤维素进食少，而且膳食结构不均衡，导致大肠蠕动时快时慢，排便时间和排便频次也不规律，宿便在大肠内停留的时间长，从而诱发大肠癌的发生。此类人群由于"重口味"，辛辣刺激的食物吃得多，对于大便带血可能会自以为是"痔疮"出血，而忽视了大肠癌的可能性，从而延误了疾病的治疗。

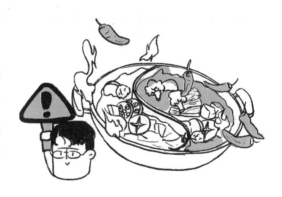

有大肠息肉病史的人群

通俗地来说，大肠息肉是绝大部分大肠癌的前身。所以说，如果长了大肠息肉，又没有及时去处理的话，大肠息肉就有可能会慢慢演变成大肠癌。那么什么是大肠息肉呢？大肠息肉其实是大肠黏膜表面隆起性的病变，简单地说，就是长在肠管里的一个"肉疙瘩"。当大肠刚长出息肉时，自身是不会感到有任何异常的，几乎都是在体检或是检查其他疾病时才碰巧被发现。小的"肉疙瘩"称之为息肉，如果息肉进一步生长变成大的"肉疙瘩"，就被称为腺瘤，而腺瘤进一步发展，就有可能变成可怕的杀手——大肠癌。据统计，大部分的大肠癌都是从大肠息肉慢慢演变过来的：小息肉→大息肉→腺瘤→重度不典型增生→原位癌→浸润性癌，一般这个过程可能要 5~10 年不等，但有些人的疾病可能进展得会非常快。因此，有大肠息肉病史的人群，要定期去医院检查肠镜，早发现早治疗，尽早把大肠癌扼杀在摇篮里。

有大肠癌家族史及遗传性结直肠疾病家族史的人群

研究表明，大部分大肠癌是没有家族遗传性的，称为散发性大肠癌，而少部分大肠癌患者有非常明显的家族聚集性，也就是家族史。这种遗传性大肠癌包括林奇综合征、家族性腺瘤性息肉病、结直肠 MUTYH- 相关性息肉病、黑斑息肉综合征。

吸烟、饮酒人群

吸烟、饮酒均有害于健康，这是大家都知道的常识。然而大多数人明明知道对健康有害，还是不想戒或是戒不了烟酒。香烟烟雾中有许多明确的和可能的致癌物质，包括多环芳烃、烟草特有的亚硝胺和杂环芳香族胺等，其中后两者均与烟雾不直接接触部位（包括消化道）的肿瘤发生有关，这些物质可以通过全身血液循环到达靶器官发挥毒性作用。研究已证实，吸烟者比非吸烟者死于大肠癌的风险性要高

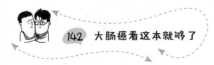

34%，吸烟的年限越长，大肠癌的死亡率越高。而在女性中，吸烟导致大肠癌的死亡风险更高，可高达43%。大肠癌确诊后如果不戒烟，继续吸烟的话，将进一步提升相应的死亡风险。由此，专家认为吸烟，尤其是长期的烟草摄入与大肠癌死亡率的增高密切相关。故在此呼吁，吸烟者应当尽早戒烟，而不吸烟的人群也不应该因为任何原因而加入吸烟人群的队伍中。

多环芳烃

亚硝胺

杂环芳香族胺

研究证实，饮酒者比非饮酒者死于大肠癌的风险要更高。酒在我国扮演着很重要的角色，朋友聚会、公司聚餐少不了喝酒，结婚宴席等重要的场合更是离不开酒。生活中，有的人为了应酬不得不喝酒，有的人则是嗜酒如命，顿顿不喝点酒就浑身难受。在这里要提醒大家，过度饮酒，要警惕患上大肠癌。研究表明，饮酒人群的患病概率差不多是不饮酒人群的2倍。国外研究发现，每日均饮酒的男性乙状结肠癌的死亡率是不饮酒男性的5倍之多。因此，平时大量饮酒的人群也要特别警惕大肠癌这个不速之客。

有炎症性肠病的患者

炎症性肠病为累及小肠、结肠和直肠的一种特发性肠道炎症性疾病。临床表现主要包括腹泻、腹痛，甚至可有血便或者脓血便。炎症性肠病的病因和发病机制尚未完全明确，已知肠道黏膜免疫系统异常反应所导致的炎症反应在炎症性肠病发病中起重要作用，认为是由多因素相互作用所致，主要包括环境、遗传、感染和免疫因素。对于炎症性肠病的患者，由于长期慢性炎症使肠黏膜充血水肿、溃疡，再经过某些致癌物质的刺激，可产生慢性肉芽肿或息肉而恶化，最终可能会导致大肠癌的发生。炎性肠病以溃疡性结肠炎与大肠癌的联系最为密切，其发生大肠癌的危险性比同年龄组人群高 5~11 倍。溃疡性结肠炎患者 8~10 年内很少发生大肠癌，而后发生肿瘤的危险性逐年递增 0.5%~10%。克罗恩病的恶变危险性低于溃疡性结肠炎，其恶化率比同年龄对比组高 4 倍。如果病变发生在结肠，则克罗恩病和溃疡性结肠炎患者发生大肠癌的危险性相似。

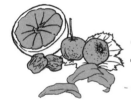

大肠癌患者的饮食调养

大量的研究已明确证实，很多肿瘤的发生发展都是因为不健康的生活方式、不良的饮食习惯引起的，特别是消化系统的肿瘤，更是与不良饮食习惯息息相关。同时，肿瘤患者的饮食调养也直接影响到疾病的进程和康复，特别是患者在手术、放化疗等治疗过程中机体功能的恢复。接下来来谈谈在肿瘤防治过程中扮演重要角色的饮食调养。

首先应该了解肿瘤患者补充营养的标准，过量和不足都是不可取的。肿瘤营养学标准如下。

> 蛋白质每天应补充 1.2~1.5g/kg，共约 70~80 克；脂肪应每天补充 1g/kg，共约 60 克；碳水化合物应每天补充 6g/kg，共约 360 克；同时，还要保证膳食纤维等的合理摄入。

因此，肿瘤患者每日的饮食应包括蛋、奶、鱼、肉、豆类、谷类、适量油脂和新鲜水果、蔬菜，最好每天不少于 5 种。如果患者消化功能欠佳，可采用少量多餐的方式，或者采用一些特制食品，这样有助于降低患者因为身体处于严重消耗状况而发展成为肿瘤恶液质的风险。

◆ 多吃优质蛋白含量丰富的食物

肿瘤患者应尽可能食用优质蛋白含量丰富的食物，如瘦肉、鱼、蛋白、奶等。这是因为优质蛋白很容易被人体消化、吸收和利用，且含有丰富的人体必需氨基酸。其中，鱼类中的蛋白质最易被消化、吸收，且不饱和脂肪酸的含量高。

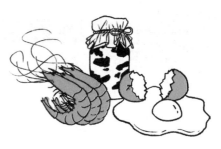

◆ 多吃膳食纤维含量丰富的食物 ◆

膳食纤维是指植物中天然存在的、提取的或合成的碳水化合物的聚合物，不能被人体胃肠道消化吸收，包括纤维素、半纤维素、果胶、菊粉及其他一些膳食纤维单体成分等，享有"肠道清道夫"的美誉。其不仅能刺激胃肠道蠕动，软化粪便，促进排便，保持肠道清洁，还能改善肠道菌群，维持体内的微生态平衡，促进某些营养素的合成。

肿瘤患者应保证每天进食一定量的新鲜蔬菜。蔬菜可提供各种维生素、微量元素和膳食纤维，这些都是人体不可或缺的营养素。如果只进食蛋白质，则会缺乏膳食纤维的摄入，肠胃蠕动减弱，可导致便秘。因此，临床医生建议肿瘤患者多进食优质蛋白食物的同时，适当地进食新鲜蔬果。

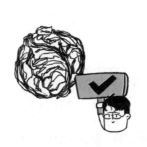 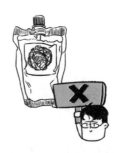

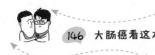

　　增加纤维素饮食的另外一个理由是食物中的纤维可使肠蠕动正常，增加粪便的体积，并减少粪便停留在直肠内的时间。结肠内所存在的粪便，会使细菌活跃，并可能产生致癌物质。当饮食中缺乏纤维，结肠内的粪便会变得干硬，再加上通过速度迟缓，腹壁肌肉变弱，使得排空时间延长，则患直肠癌的概率就会相对提高。许多研究证实，食物中的纤维可稀释油脂中可能致癌的物质，还可以加速致癌物质通过消化系统排出体外的速度。

◆ 少吃油脂含量多的食物 ◆

　　直肠癌患者应该减少饮食中油脂的摄取，而增加饮食中纤维素的摄取。在饮食与癌症的关系中，被研究最多的就是油脂，包括饱和脂肪和不饱和油脂。饮食中的油脂可促进癌细胞的生长，还可使正常细胞早期变异，演变成肿瘤。无论是动物性脂肪还是植物性油脂，都应尽可能减少。过多的油脂，尤其是动物性脂肪可在小肠内刺激胆酸分泌。肠内胆酸量过高时，易变成致癌物，助长癌细胞生长。由此可见，高脂肪的饮食与结直肠肿瘤的发生关系非常密切。

◆ 多吃有抗癌作用的食物 ◆

　　结合现代营养学发现，多种食物具有不同的抗肿瘤成分。常见防癌、抑癌食物包括西红柿、红薯、洋葱、香菇、甘蓝、卷心菜、菜花、胡萝卜、白菜、萝卜、大蒜、大豆、海带、山药、柚子、香蕉、紫色葡萄、西瓜、木瓜等。具体如下所示。

　　❶ 菌菇类　如灵芝、香菇、蘑菇、猴头菇、黑木耳等，含有多

糖、多肽类成分，能产生干扰素，提升白细胞，提高机体免疫功能，有抑制肿瘤细胞脱氧核糖核酸（DNA）合成，抑制肿瘤生长作用。

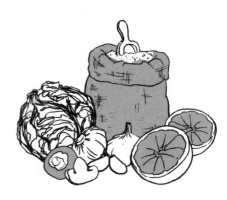

② **十字花科蔬菜**　如甘蓝、花椰菜、西兰花、卷心菜、白萝卜等，含有抗氧化剂物质，能够有效减少胃癌、乳腺痛、肠癌的发生。其中，白萝卜含有丰富的维生素 C、维生素 B，微量元素铁、钙、锌、锰等，具有解毒抗癌功效。

③ **麦麸类食物**　包括玉米、荞麦、小麦等，含有人体所需的多种氨基酸、维生素、纤维素、微量元素等，不仅易被人体吸收，而且能加速肠蠕动，降低胆固醇，使已发生癌前病变的肠上皮细胞退化、萎缩，对结肠癌有特效。

④ **葱属蔬菜类**　如大蒜、洋葱、芦笋等，含有丰富的大蒜素和微量元素硒，能有效抑制和阻断硝酸盐转变为致癌物质亚硝胺，可防治消化道肿瘤癌前病变的发生。近年来，国内外流行病学调查发现，大蒜素具有抗肿瘤活性。一方面，可直接杀伤肿瘤细胞，诱导其凋亡；另一方面，大蒜素具有抑制肿瘤细胞生长和增殖的功能。

⑤ **柑橘类水果**　如柳橙、木瓜、橘子、柚子等，含有丰富的胡萝卜素、黄烷素、维生素 C 等多种天然抗癌物质，对结直肠肿瘤等消化道肿瘤有较好的防治功效。

◆ 平衡膳食很重要 ◆

平衡膳食要贯彻六个字原则：全面（多样）、适量、平衡。按照

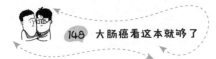

《中国居民膳食指南》的要求，要做到摄入的能量和营养素与人体需要、消耗平衡，不能过量或不足；主副食、荤素搭配互补；杂精、生熟、干稀等搭配要平衡；要控制高能量、高脂、高盐、高糖的摄入量；增加蔬菜水果、奶类、豆类、坚果等的摄入量；积极采用"焯、蒸、炖、炒"等烹调法，避免营养素损失或产生致癌物质；"煎、炸、熏、烤"等烹饪方法易产生致癌物质，如烧烤冒烟易产生强致癌物苯并芘，煎、炸等烹饪方法，尤其是烘烤的饼干、面包等，极易产生致癌物质丙烯酰胺等，应该尽量少采用，甚至不用这些方法加工食品。

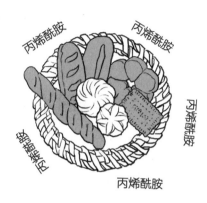

◆ 是否需要补充保健品 ◆

目前，市面上常见保健品是指声称具有特定保健功能或以补充维生素、矿物质为目的的食品，欧美国家一般称为"膳食补充剂"，包括维生素、矿物质、草药、氨基酸等。据调查，国内超过 80% 的患者服用过膳食补充剂或中草药，如维生素、灵芝产品等。但目前，无论是观察性研究还是临床试验都未能证实保健品能够改善癌症患者的预后，相反还可能因为影响肝肾功能而增加死亡风险。各种膳食补充剂和复合维生素与早期肿瘤诊断后的复发、病死率和总体病死率没有关系。

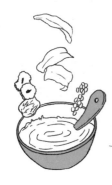

患者在不同治疗阶段的饮食调养

围手术期的饮食调养

一般在手术前，饮食应以配合手术顺利进行为目的，应尽可能增加营养，增强体质，为手术创造条件，一般以补益气血的食品为主，可以添加一些大枣、龙眼肉、香菇、黑木耳等。但结直肠癌患者又有部分情况特殊，因肠道肿瘤占位可能导致出血或梗阻，在围手术期间医护人员可能暂时建议患者进食无渣饮食，即米汤、菜汤、稀饭、面条等。手术后，患者正气虚损，脾胃虚弱，在胃肠功能稍微恢复后，饮食应以扶助正气、补益脾胃为主，可选用鸡汤、鸽子肉、大枣、山药、小米粥、薏苡仁、山楂、麦芽等。

化疗过程中的饮食调养

◆ 饮食调养能缓解消化道反应 ◆

化疗药物会引起消化道反应，表现为恶心、呕吐、食欲减退等，

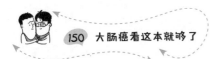

因此化疗过程中患者通常表现为胃口变差，不思饮食，往往吃什么都变成苦味或感觉味道不正常。这段时间除了医疗上的止吐药物及对症补液外，一般也建议要鼓励患者

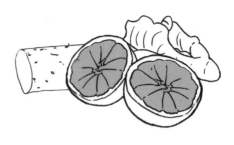

适度活动，尽量进食一些容易消化且平时偏好喜欢的食物以增加营养。多吃些高蛋白、高营养的食品和新鲜水果、蔬菜等；在食物中增加调味品，多做些色香味形俱全的食物以引起食欲；餐前喝一小杯酸性饮料可起到开胃的作用；给患者补充适量的锌和复合维生素 B，也可改善味觉，增加食欲。从营养供给角度看，应满足高蛋白、维生素丰富、热量充足且易消化的要求，也就是人们常说的"少而精"，遵循少食多餐原则。患者化疗过程中的饮食宜清淡、富营养、易消化，可进食少渣半流质或少渣软饭食，忌油腻、难消化的食品。药膳方面可以理气和胃、化湿止呕为原则，选择合适的食物，常用者如生姜、柑橘、陈皮、山楂、薏苡仁、白扁豆、山药、大枣、神曲等。

◆ 饮食调养能减轻骨髓抑制 ◆

化疗药物也会导致骨髓抑制，主要表现为白细胞 / 血小板减少。因此在化疗期间，除了补充各种必需的营养素外，也需要补充一些中医上认为"补气养血"的食物，有益于提升血细胞。中医学认为，人体血液生成有两大途径，其一是水谷精微化血，如《灵枢·决气》说："中焦受气取汁，变化而赤，是谓血。"中焦主要是指脾胃，脾胃接受水谷，经腐熟、消化，摄取其中的精微，为化生血液的基本物质。其二是精化血，《张氏医通·诸血门》说："精不泄，归精于肝而化清

血。"说明肾所藏的精亦是生成血液的物质之一。因此，减轻化疗药骨髓抑制反应，可从健脾益气养血和补益肝肾两方面入手加强饮食调养。宜多食血肉有情之品，如猪肉、牛肉、羊肉、禽肉、鱼类及枣、花生等，烹制上以煮、炖、蒸等方法为佳，能撇掉油的尽量撇掉。还可以选择含铁质较多的食品，如动物（鸡、鸭、猪、牛、羊等）的肝脏、肾脏、心脏，蛋黄，瘦肉，蔬菜中的菠菜、芹菜、番茄，水果中的杏、桃、李、葡萄干、红枣、菠萝、杨梅和无花果等，以纠正肿瘤患者的缺铁性贫血。

◆ 饮食调养能降低心脏损害 ◆

使用化疗药物会产生心脏毒性，患者常自觉胸闷、心慌、心悸、乏力等。西医需要复查心电图和心功能指标，停用或更换化疗药物。中医则同样有一些药膳可以参考。化疗时药毒伤正，致气阴两虚，心神失养，心血不畅，故而有上述心慌、心悸等反应。因此，减轻化疗药物心脏毒性反应，可以从益气、养阴、宽胸理气、活血化瘀入手，患者可多食葛根粉、大枣、百合、枸杞子、柑橘、山楂、槐花、麦冬、太子参等。

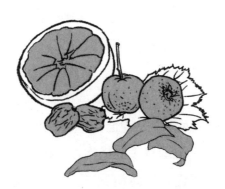

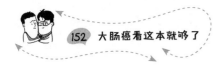

◆ 饮食调养能降低肝脏损害 ◆

许多化疗药物有肝脏的不良反应，会出现肝区不适、腹胀、食欲减退等。西医常采用静脉或口服护肝药物。中医认为化疗药毒伤正，致肝气郁结，疏泄失调，湿热壅滞，胆汁泛溢，故表现出上述不良反应。因此，可多食具有滋养肝阴、清利湿热、疏肝利胆作用的食物来减轻肝脏的损害，如赤小豆、西瓜皮、枸杞子、菊花、山楂、甲鱼、苦瓜、冬瓜、芹菜等。

◆ 饮食调养能减轻肾脏损害 ◆

化疗药物均易引起肾脏损害，应通过补肾利尿药物，促使毒素排泄，以防止肾脏损害。故除嘱患者在化疗期间多饮水外，宜多食具有补肾利尿作用的食物，如茯苓、绿豆、赤小豆、冬瓜皮、西瓜皮、玉米须、甲鱼、冬虫夏草等。

放疗过程中的饮食调养

中医食疗学认为，放射线是一种热性杀伤物质，属"火邪""火毒"范畴，会耗灼人体阴液，患者常出现咽干喉痛、口渴欲饮、心烦便秘、尿黄等表现。在不同的时期、不同的病情，选用具有抗癌效应的食品时，应注意辨证施食。

放疗初期，宜选用滋阴生津、清热凉血之品，如甲鱼、泥鳅、牡蛎、苦瓜、黄瓜、冬瓜、西瓜、梨、柑、橙、柿子、绿豆、赤小豆、丝瓜、木耳、百合、莲子、大枣、山药、杏仁、生蜂蜜等。

热盛伤阴者，宜多吃清凉滋阴、甘寒生津之品，如雪梨、荸荠、鲜藕、西瓜、绿豆、甘蔗、百合、冬瓜等。

湿热并重者，宜多吃清热利湿、健脾理气的食品，如芦笋、蘑菇、香蕉、柑子、山楂、丝瓜、莲藕、扁豆等。忌食热性、辛辣、香燥等食物，如羊肉、鹿肉、狗肉、牛肉、兔肉、辣椒、蟹、荔枝、龙眼等。

整个放疗过程中，都应多食含纤维素丰富之食品，保持大便通畅，增进食欲，切忌进食滋腻碍胃食物，使放疗顺利完成。

科学进食，合理忌口

忌口是指疾病期间对某些食物的禁忌，是食疗学的主要组成部分，对于肿瘤患者的治疗和康复具有重要意义。《金匮要略》中说"所食之味……有与身为害"，是指饮食不当会对身体不利，甚至造成毒害。忌口就是通过控制饮食来避免这种不利和毒害。《灵枢·五味》言："肝病禁辛，心病禁咸，脾病禁酸，肾病禁甘，肺病禁苦。"有实验证明，水肿忌食盐，黄疸、腹泻忌食油腻等，确有一定科学根据。但实际生活中许多忌口往往存在认知误区，如有肿瘤患者认为，要严格忌口，鸡、鸭、鱼等所有肉类都不能吃，只能吃素。但长此以往，患者日渐消瘦，出现营养不良的情况，影响肿瘤的治疗和患者预后。因此，医生应充分认识、了解中医所说的发物（鸡、鱼、虾等），在建议肿瘤患者进行食疗的时候，告诫患者要科学进食，合理忌口，具体的食疗

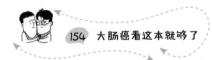

处方应因时（季节）、因病、因人而宜。如夏季不宜多食温燥性的食品，冬季则应避免冷食，结直肠肿瘤患者饮食宜清淡，忌油腻、辛辣食品。

中医食疗既包括了对有益食物的追求，又包括了对不利身体健康食物的舍弃，忌口在食疗中具有重要意义。一般认为，恶性肿瘤的患者应忌发物，如狗肉、羊肉、虾、蟹、香椿等。发物在古医集中多习称为辛热物、海鲜物、腥发物等，致病具有发热、发疮、动火、动风等特点。《医学心传》云："毒病忌海鲜、鸡、虾发物。"肿瘤的发生与食物有明确的关联，故应忌食致癌食物，如熏、腌、烧、烤、煎炸、肥甘厚味、生冷、坚硬粗糙食物，并戒烟，少饮酒。同时，饮食禁忌也是在中医辨证论治的体系下运用的。如羊肉，对于属热毒或者阴虚阳亢的肿瘤患者是发物，对于阳虚、血虚的患者则是食疗使用的食材。故食疗忌口还需与中医辨证相结合，因人、因时、因地全面指导。

另外，与其一直强调忌口，还不如做到蔬菜水果、肉蛋奶均衡饮食。对于结直肠肿瘤患者的一些饮食要求简单总结如下。

（1）因为肉食过多是大肠癌高发的一项重要因素。因此，宜多进食纤维素，适当减少肉食。

（2）因为油炸、腌制食品和剩饭剩菜均含有大量致癌物质，因此要做到少吃或不吃。

（3）红烧食物、烧烤肉食，含有大量致癌物质，最好禁食！

（4）高脂高热少纤维的食物，尽量少吃或不吃。

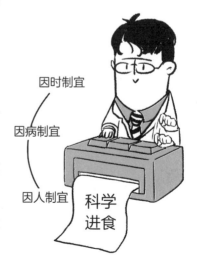

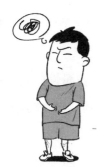

大肠癌患者的食疗方

大肠癌患者要遵循食物多样化、不吃烧焦的食物、多吃淀粉类食物、多吃新鲜的蔬菜水果、戒烟禁酒、减少红肉摄入量、少食油炸食物、限制熏烤及腌制食品的摄入等原则。

能增强大肠癌患者免疫力的食物

在防治大肠癌中，要特别注重增强其免疫功能，强壮体质，在食疗配餐中可多选用甜杏仁、山药、刀豆、扁豆、番茄、蜂蜜、海参、黄鱼、海鳗、鲟鱼、龙虾、香菇、平菇、草菇、木耳、银耳、猴头菇、沙棘、牡蛎、乌贼等。大肠癌患者的饮食调理，宜多食用对大肠癌有防治功效的食物，常用的佳品有薏苡仁、核桃仁、无花果、慈姑、芋头、菱、芦笋、马兰头、羊血、鹌鹑、甲鱼、马齿苋、胡萝卜等。

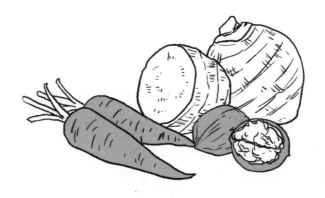

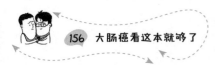

老年大肠癌患者常用的药膳、食疗食品

药膳食疗对老年大肠癌患者有良好的功效，用以配伍的药食佳品很多，常用的药膳和食疗食品有蟾蜍、羊脊骨灰、沙枣、石榴皮、乌梅、枳壳、桃仁、莱菔子、山药粉、枸杞子、白花蛇、陈皮、猪血、绿豆、百合、大头菜、山楂、金针菜等。

直肠癌患者常用食疗方

❶ **菱角苡仁三七猪瘦肉汤** 菱角15枚，薏苡仁20克，三七米5克，猪瘦肉60克（剁碎）。加水煎煮至熟烂，调入食盐适量服用。

❷ **绿豆百合汤** 绿豆50克，百合30克，红枣10枚。先将绿豆、百合、红枣浸泡洗干净，红枣去核，同放入砂锅内，加水适量同煮至绿豆开花、百合烂即可。

❸ **猪血鲫鱼粥** 生猪血200克，鲫鱼100克，大米100克。将鲫鱼除鳞，去肠杂及鳃，切成小块，和猪血、大米煮粥食用。每日1~2次。

❹ **山楂田七粥** 山楂20克，田七5克（研粉），粳米60克，蜂蜜1匙。加清水适量，煮粥服用，每日2次。

❺ **海参木耳猪肠汤** 水发海参60克，木耳15克（水发），猪大肠1段约50厘米（洗净切小段）。同加水煮烂，调味食用。

❻ **芪归猴头菇鸡汤** 黄芪30克，当归15

克，猴头菇 150 克，嫩鸡肉 250 克。将黄芪、当归洗净，切片，装入纱布带中，扎紧口；猴头菇温水发胀后洗净，切成小片；鸡肉切成小方块，煸炒后用泡发猴头菇的水及少量清水同入砂锅，加入黄芪、当归药袋以及葱段、姜片、料酒，文火煨炖 1 小时，取出药袋，加进猴头菇片、精盐、味精，再煮片刻即可。

⑦ **香连炖猪大肠**　木香 10 克，川连 6 克，猪大肠 1 段约 30 厘米（洗净），田七末 5 克。将木香、黄连研末和田七末一起装入猪大肠，两头扎紧，加水炖肠至烂，去药饮汤，食猪大肠。

⑧ **红萝卜炖肉**　红萝卜 500 克，猪肉 250 克，食油 50 克，葱姜丝、食盐、酱油、醋、味精、香油各适量。红萝卜洗净切成三角块；猪肉洗净切成小方块；油放锅内烧至五成熟，爆炒葱姜丝至香，加入红萝卜和肉块煸炒，加盐、酱油、醋、清汤，用小火炖熟，加入少许味精、香油即可。

⑨ **菠菜粥**　菠菜 250 克，粳米 50 克。先煮粳米粥，将熟，入菠菜，几沸即熟，任意食。

⑩ **素蒸油菜**　小油菜 500 克，豆腐 1 块，冬菇、冬笋各 30 克，小葱 3 根，黄豆芽汤 100 克，香油、花生油、精盐、味精、水淀粉、葱、姜各适量。葱洗净、切丝；冬菇洗净和冬笋、姜均切成末；油菜洗净；将豆腐压成泥，放入冬笋和冬菇末，加入盐、味精、料酒、香油拌匀，放油菜一起上笼蒸 15 分钟取出放入盘中；在炒锅中入油少许烧热，放入姜末和葱丝炸一下，姜和葱捞出后，倒入黄头芽汤，加盐、味精、汤，撇去浮沫，用水淀粉勾薄芡，淋上香油，浇在油菜上即可。

⑪ **马齿苋绿豆汤**　新鲜马齿苋 120 克（或干品 60 克），绿豆 60 克。将上述原料加水适量，煎汤 500ml。每日 1~2 次，连服 2~3 周。

⑫ **赤小豆苡米粥**　赤小豆 50 克，生薏苡仁浸透。以文火煮烂，加大米共煮成粥，加糖服食。清热利水，散血解毒。

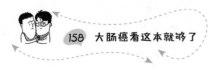

⑬ **紫苋粥** 新鲜紫苋 100 克，粳米 100 克。将紫苋去根洗净切碎，同粳米煮粥。每日 2 次，连服 10~15 天。紫苋味甘性凉，有清热凉血散瘀作用，制成为粥，有助于体力恢复。

⑭ **核桃莲肉糕** 核桃仁 100 克，莲肉（去芯）300 克，芡实粉 60 克，糯米 500 克。核桃、莲肉加水煮烂，捣碎成泥。糯米浸水 2 小时后，与桃肉、莲泥及芡实粉置盆内隔水蒸熟，稍凉切块，撒白糖一层。每日早晚各一次，酌量服用，连服 10~15 天。温肾健脾，厚肠止泻。

⑮ **黄芪参枣粥** 生黄芪 300 克，党参 30 克，甘草 15 克，粳米 100 克，大枣 10 枚。将生黄芪、党参、甘草浓煎取汁。粳米、大枣同煮，待粥成后兑入药汁调匀，早晚服用。连服 10~15 天。补气养血。

结肠癌患者常用食疗方

① **桑椹猪肉汤** 桑椹 50 克，大枣 10 枚，猪瘦肉适量。桑椹加大枣、猪肉和盐适量一起熬汤至熟。经常服食，能补中益气，下腹坠胀者可用此方。

② **木瓜炖大肠** 木瓜 10 克，肥猪大肠 30 厘米。将木瓜装入洗净的大肠内，两头扎紧，炖至熟烂，即成。饮汤食肠，此膳能清热和胃、行气止痛。

③ **马齿苋槐花粥** 鲜马齿苋 100 克，槐花 30 克，粳米 100 克，红糖 20 克。先将鲜马齿苋拣杂，洗净，入沸水锅中焯软，捞出，码齐，切成碎末，备用。将槐花拣杂，洗净，晾干或晒干，研成极细末，待用。粳米淘洗

干净，放入砂锅，加水适量，大火煮沸，改用小火煨煮成稀粥，粥将成时，兑入槐花细末，并加入马齿苋碎末及红糖，再用小火煨煮至沸，即成。早晚 2 次分服。有清热凉血、清肝泻火、止血的作用。适用于大肠癌患者引起的便血，血色鲜红。

❹ **藕汁郁李仁蛋** 郁李仁 8 克，鸡蛋 1 只，藕汁适量。将郁李仁与藕汁调匀，装入鸡蛋内，湿纸封口，蒸熟即可。每日 2 次，每次 1剂。能活血止血，凉血。大便有出血者可选用。

❺ **荷蒂汤** 鲜荷蒂 5 个，如无鲜荷蒂可用干者替代，冰糖少许。先将荷蒂洗净，剪碎，加适量水，煎煮 1 小时后取汤，加冰糖后即成。每日 3 次。能清热，凉血，止血。大便出血不止者可用此膳。

❻ **水蛭海藻散** 水蛭 15 克，海藻 30 克。将水蛭和海藻干研细末，分成 10 包即成。每日 2 包，用黄酒冲服。此膳具有逐瘀破血、清热解毒的作用。

❼ **鱼腥草莲子汤** 鱼腥草 10 克，莲子肉 30 克。以上药用水煎汤即成。每日 2 次，早晚服用。能清热燥湿，泻火解毒。里急后重者宜用。

❽ **肉桂芝麻煲猪大肠** 肉桂 50 克，黑芝麻 60 克，猪大肠约 30厘米。猪大肠洗净后将肉桂和芝麻装入大肠内，两头扎紧，加清水适量煮熟，去肉桂和黑芝麻，调味后即成。饮汤吃肠。此膳外提中气，下腹坠胀，大便频者可选用。

❾ **茯苓蛋壳散** 茯苓 30 克，鸡蛋壳 9 克。将茯苓和鸡蛋壳熔干研成末即成。每日 2 次，每次 1 剂，用开水送下。此药膳能疏肝理气，腹痛、腹胀明显者可选用，另外还可选用莱服粥。

❿ **菱薏藤汤** 菱角 10 个，薏苡仁 12 克，鲜紫苏 12 克。将紫苏撕成片，再与菱角、薏苡仁用水煎汤即成。每日 3 克，能清热解毒，健脾利湿。

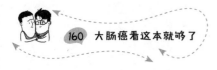

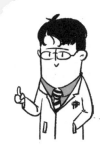

大肠癌患者生活方式的调养

目前医学上比较倡导和流行的健康生活包括很多方面，与肿瘤患者相关方面的主要是指养成良好的生活习惯和方式，比如：①起居有时，饮食有度，顺应天时。②良好的生活作习，早睡早起。③不抽烟，不酗酒，不贪食。④避免久坐，多运动，迈开腿。⑤养成定时排便的习惯。各类临床研究中容易量化和有客观依据的指数主要纳入了吸烟、饮酒、饮食、肥胖和体育锻炼这五种常见的生活方式因素。最后的结论也确实表明这五种生活方式的差异与结直肠肿瘤发生发展的关系有统计学意义。肿瘤患者生活方式的全程医学管理是一种新的理念，是一体的、系统的、科学的、适合中国人的生活方式的疗法，可以在病程的任何阶段切入，对生活习惯进行干预，并为患者提供全程的定制化医学指导。

戒烟

吸烟是一种不良行为。它对健康构成多种危害，不仅会导致心脏病、高血压，而且也会增加癌症的发生率。吸烟作为一项危险因素，在肺部疾病相关的肿瘤研究中已经被广泛地认识，但是吸烟对于大肠疾病，特别是结

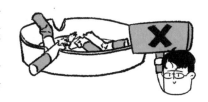

直肠肿瘤的进展是否有影响、影响有多大，以及影响的机制是怎样的，目前国内外研究仍比较少。但吸烟者较从未吸烟的人，大肠癌发生的风险显著增高，这个是已经得到证实的。目前研究认为，吸烟是结直肠肿瘤发生的刺激因素，但需要经过较长的时间才能发生作用。此外，治疗后继续吸烟的患者结直肠肿瘤复发率、转移率升高。

戒酒

随着人们生活质量提高，喝酒已经成为常见的交际手段，且我国有悠久的酒文化历史，男性多数喜欢喝酒，但大量、多次饮酒极易影响人体的肝脏功能。分析具体原因发现，人体摄入过多的酒精，导致肝脏无法及时将酒精分解，极易破坏正常的肝脏功能，引起肝脏细胞出现破坏或改变，长此以往，明显增加脂肪肝、酒精性肝炎及肝硬化的发生风险，增加治疗难度，甚至威胁身体健康。日常生活中，爱喝酒的人需高度重视戒酒的必要性，因工作应酬需长期喝酒者，建议提高自我健康意识，重视自我健康，为自我身体健康提供可靠的保障。酒精的摄入量与大肠癌有关系，也是大肠腺瘤的危险因素，但具体原因不清楚。减少酒精摄入量有利于预防大肠癌。

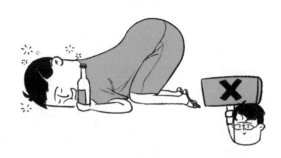

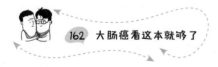

减肥

肥胖尤其是腹型肥胖是大肠癌的独立危险因素。肥胖与肿瘤发生发展有关，其中身体质量指数（BMI）与癌症患病风险呈明显的量效关系。肥胖率增高可能使机体各种因子如肿瘤坏死因子（TNF-α）、白细胞介素6（IL-6）、瘦素和脂连素等水平改变，导致免疫逃避和肿瘤相关炎症从而直接或间接引起癌症发生。一般超重和肥胖者降低5%~10%的体重就能获得健

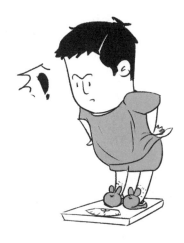

康收益，采取干预措施以维持健康体重，对于患者是有益的。研究证实，在超重和肥胖的癌症患者中，采用运动和低热量饮食的管理措施，可显著降低体重，提高生活质量，改善身体功能和激素水平，有望成为预防癌症发生的方式之一。

多运动

现在人们出门有汽车，上楼有电梯，办公现代化，家务劳动社会化，乃至于现代人连走路都越来越少。但是体力活动过少是结直肠肿瘤的危险因素，科学家们纷纷呼吁"生命在于运动"。体力活动可以影响结肠蠕动，有利于粪便排出，从而达到预防结直肠肿瘤的作用。

治疗过程中的肿瘤患者感觉虚弱和易于疲劳，在此期间必须注意休息，注意保养身体，保持营养物质和液体的充分摄入。待逐渐恢复

后，可适当调整作息时间，选择最适合自己的运动项目，如体操、散步、太极拳等，坚持锻炼，天长日久，对身体康复有一定作用。体力活动和体育锻炼可以提高癌症患者的身体素质，中等强度的有氧和耐力训练可以增加骨密度，提高心肺功能、肌肉力量。体育锻炼还可以改善患者的生活质量，缓解紧张和抑郁情绪，提高自我认知。同样的，运动也不能过度，应在全面检查身体后，根据个人生活方式、身高体重、年龄、个人体质等选择合适的锻炼项目和强度，要掌握好运动量，既要使身体各部分得到充分的活动，又不能出现过度的疲乏感。

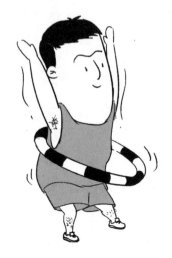

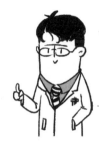

大肠癌，可预防

目前医学界一致认为，大肠癌是一种可以预防的肿瘤，主要是因为其较长的发病周期。目前我国大肠癌无论是发病率还是死亡率都在持续上升，而美国大肠癌的发病率和死亡率有逐年下降的趋势。大肠癌总的5 年生存率美国为 66%~68%，而我国仅为 30% 左右。其原因与我国晚期大肠癌患者所占比例较高有关。美国相关研究对其大肠癌死亡率下降的原因进行分析发现，一级预防发挥了 35% 的作用，开展大肠癌早期筛查的二级预防发挥了 53% 的作用，而对确诊大肠癌患者的规范性治疗仅发挥了 12% 的作用。早期筛查无疑是结直肠肿瘤防治过程中最重要的手段。2015 年，美国 50 岁及以上人群的结肠镜筛查覆盖率已经达到 60%。这也可以解释为什么这一部分人群大肠癌的发病率和死亡率逐年下降，而 50 岁以下的大肠癌发病率及死亡率却在升高。从中可以看出，结直肠肿瘤的预防和早期筛查对降低其发病率和死亡率具有重要意义。因此，加强大肠癌早期防治已成为各界共识。

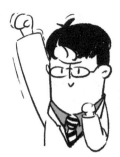

别害怕！

降低早期筛查的年龄

在早期防治措施中，早期筛查的地位和作用尤为关键。世界主要发达国家均已实施针对全国人口的结直肠肿瘤早诊筛查，将其作为基本公共卫生服务，并已取得明显的成绩。

中国大肠癌发病数据显示：在 40 岁以下时，无论在城市或农村，男性或女性，大肠癌发病率基本无差异；但从 40 岁开始，农村与城市人群的大肠癌发病率开始出现分化，城市地区特别是城市地区的男性，发病率开始高于农村地区；至 45 岁年龄段时，分化进一步明显；至 50 岁时，城市男性的大肠癌发病率已近乎农村女性的 2 倍，两者的差异在后续年龄段中继续扩大；至 80 岁时，城市男性大肠癌发病率已接近农村女性的 3 倍。我国农村男性和城市女性的大肠癌发病率在 65 岁前基本相似，但 65 岁后城市女性开始高于农村男性。从整体上看，我国大肠癌人群发病率从 30 岁开始到 80 岁均处于上升中，80 岁后转而下降。其中 40 岁开时发病率上升速度加快，50 岁时加快更为显著。国外普遍把 50~75 岁作为结直肠肿瘤早诊筛查的目标年龄段，76~85 岁人群根据个人健康状况选择是否参加筛查，85 岁以后则因风险高于获益而不再建议筛查。因此，国内一般建议将 40~74 岁的一般人群作为我国结直肠肿瘤早诊筛查对象，已患有大肠癌或结直肠腺瘤的个体应纳入肿瘤随访管理，应当另案对待。

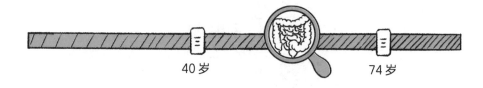

40 岁　　　　　　　　74 岁

筛查的可选措施

目前,《中国结直肠癌早诊早治专家共识》推荐常见筛查措施如下。

> 高敏感性粪便潜血检测或者粪便免疫组化检测,每年 1 次。
>
> 粪便 DNA 检测,每 3 年 1 次。
>
> 乙状结肠镜检查,每 5 年 1 次。
>
> 结肠镜检查,每 10 年 1 次。
>
> 钡剂灌肠双重造影检查,每 5 年 1 次。
>
> 结肠三维重建 CT,每 5 年 1 次。

另外,共识中还明确提出以下人群为大肠癌高危人群。

> 既往结直肠腺瘤史。
>
> 既往行大肠癌根治性切除手术史。
>
> 一级亲属中有大肠癌或者结直肠腺瘤史。
>
> 反复发作的炎症性肠病病史。
>
> 确诊或高度怀疑家族性腺瘤性息肉病或林奇综合征的患者。

对于大肠癌高危人群,共识推荐增加筛查频率,并可适当提前筛查的起始年龄。

粪便隐血检测

粪便隐血检测是目前应用最广泛的结直肠肿瘤早诊筛查技术，具有多个最高层级循证医学证据支持。基于抗体的免疫化学法粪便隐血试验（FIT）以抗体的高特异性和高敏感性克服了化学法产品的不足，使其对大肠癌和腺瘤的敏感性有了显著提升。但在实际筛查中，粪便隐血检测经常由于采样问题而被弃检，导致实际受检率较低。在我国人群的常规体检中，粪便检测是弃检率最高的项目。我国 2018 年批准上市的家庭自测型器械将粪便隐血采样和检测改由患者在家中一步完成，如自测阳性再经医生确认，使更多人接受粪便隐血检测。

肿瘤标志物的监测

在大肠癌的发生发展过程中，临床意义比较明确的主要是癌胚抗原（CEA）、糖类抗原 19-9（CA19-9）这两个指标，对肿瘤发病前的体检筛查、肿瘤治疗过程中的疗效评估和治疗后是否出现复发都有很大的参考意义。

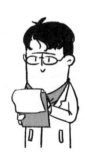

◆ 常规体检 ◆

如果在常规体检中发现这两个指标偏高，建议及时进行全面筛查，检查项目包括大便隐血、胸部 CT、腹部 B 超、胃肠镜等检查，以排除消化道来源的肿瘤可能。

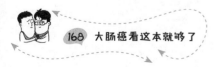

◆ 肿瘤治疗过程中 ◆

如果已经确诊为恶性肿瘤，这两个指标的数值高低也可以参考，用以判断疾病目前的严重程度及以后的预后情况。数值越高，超过正常值的倍数越多，则提示目前的疾病越严重，预后越差。不过这两个指标也受限于自身的敏感性和特异性，临床上也经常碰到患者肿瘤已经全身转移扩散，CEA 和 CA19-9 还基本正常的案例，也有部分患者肿瘤还相对早期，但是肿瘤指标却已经很高的情况。

◆ 肿瘤治疗后 ◆

在肿瘤患者经过系统治疗后，如果治疗前升高的肿瘤指标恢复正常，那么在治疗后的监测随访中，这两个指标也有相当重要的意义。如果复查过程中出现再度升高，则提示肿瘤可能已经出现隐匿性的复发情况，需引起重视和进一步仔细检查。所以在国内外的诊治指南里，一般都推荐治疗后的患者每 3 个月复查 1 次 CEA 和 CA19-9，以起到疾病监测的作用。相比于 CT 和磁共振而言，这两项检查更方便、安全及经济。

结肠镜的筛查

结肠镜检查可观察到整个结直肠肠壁，是最敏感的发现肠道肿瘤的手段。在良好准备和规范的结肠镜检查下，绝大部分息肉样病变不容易被遗漏，除非位于肠壁皱褶等隐蔽部位。目前国内外推荐的肠镜初次筛查年龄定在 40 岁左右，即使没有特殊不适或症状，也建议所有人群进行肠镜检查。对于大肠癌高危人群，建议增加筛查频率，并可适当提前筛查的起始年龄。对于结肠镜结果阴性的个体，建议 5~10 年后再复查。如结肠镜检查发现进展期腺瘤，可根据具体的诊治情况，建议 1~3 年后再复查。

问卷风险评估

问卷风险评估是利用已知的大肠癌发病高危因素，通过简单询问问题的方式获取信息，从而对个体的大肠癌发病风险进行评估的一种方法。主要根据年龄、性别、吸烟史、息肉史和家族史等信息，用于评估人群的大肠癌风险。这种方法用于结直肠肿瘤早诊筛查的最大优点在于其简单易行，群众最容易接受，并能快速获得判定结果，对于提高人群筛查顺应率具有显著作用。但问卷风险评估也存在可评估因子风险影响度偏弱、对进展期结直肠肿瘤的筛查敏感性和特异性均不高等缺点。

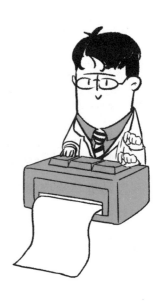

大肠癌筛查高危因素量化问卷符合以下任何一项或以上者，列为高危人群。

一级亲属有大肠癌史。

本人有癌症史（任何恶性肿瘤病史）。

本人有肠道息肉史，同时具有以下两项及两项以上者。

（1）慢性便秘（近2年来便秘每年在2个月以上）。

（2）慢性腹泻（近2年来腹泻累计超过3个月，每次发作持续时间在1周以上）。

（3）黏液血便。

（4）不良生活事件史（发生在近20年内，并在事件发生后对调查对象造成较大精神创伤或痛苦）。

（5）慢性阑尾炎或阑尾切除史。

（6）慢性胆道疾病史或胆囊切除史。

健康的选择权永远掌握在自己手里，拥有一个健康的身体不仅仅是自己获益更能使家庭乃至社会获益。所以，在此特别提醒结直肠肿瘤高危人群，一定要重视预防和早期筛查。与其亡羊补牢，不如未雨绸缪。这一道理每个人都十分清楚，但更重要的是要付诸行动。

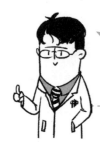

忠言逆耳利于行

大肠癌是临床最常见的恶性肿瘤之一，严重威胁人们的生命健康。大肠癌病因可能包括高蛋白高脂饮食、接触致癌物质、结直肠慢性炎症、遗传因素、癌前病变等，其常见症状有便血、黏液血便、腹痛腹胀、腹部肿块、大便习惯及性状改变、贫血、消瘦等。大肠癌的转归和预后与肿瘤分期紧密相关，早发现、早治疗是降低大肠癌相关死亡率的有效途径。一旦出现大肠癌相关症状，应高度重视并到医院进行检查，包括行直肠指诊、大便潜血、血肿瘤标志物、CT、结肠纤维镜检查等，以排除大肠癌。建议 50~74 岁个体应进行大肠癌健康筛查，包括高危因素问卷调查、大便隐血检测及直肠指检，阳性者行结肠镜检查。有结直肠腺瘤史、大肠癌家族史和炎性肠病者为高危人群，应每年参加大肠癌筛查。

随着人们生活水平的不断提高以及生活方式的改变，尤其是膳食结构的改变，我国大肠癌的发病率日渐增高。随着诊疗技术的发展，大肠癌的 5 年生存率不断在提高。美国大肠癌 5 年生存率已达到 64% 左右。近年来中国大肠癌总体 5 年生存率也有了很大提高，结肠癌 5 年生存率已经达到 57.6%，直肠癌 5 年生存率为 56.9%，但仍低于欧洲和美国。其原因是我国大肠癌早期诊断率总体偏低，多数大肠癌患者诊断时已是中晚期，治疗效果和生存质量都会大大降低。加强大肠癌相关知识的宣传以及早诊早治必要性的科普教育，可以提高居民的警惕性和大肠癌早期筛查意识，促使其进行定期的结肠镜检查，有

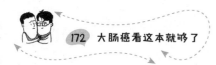

助于结直肠肿瘤的早期发现和早期治疗，提高患者的 5 年生存率和生活质量。同时，大肠癌发生发展与不良的生活方式息息相关，通过对居民进行健康生活方式的教育，促进其养成良好的生活习惯，有助于大肠癌的预防。

早检测、早预防

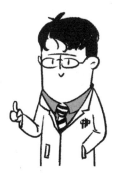